YO NO ME VACUNARÉ

Enrique de Diego

Copyright© Edición Original 2021 por Enrique de Diego

Reservados todos los derechos.

No se permite la reproducción total o parcial de este libro, ni su incorporación en un sistema informático, ni su transmisión por cualquier forma o por cualquier medio, sea este electrónico, mecánico, por fotocopia, por grabación u otros métodos, sin el permiso previo y por escrito del titular del copyright.

#YoNoMeVacunoSeguro

No me vacunaré y pido a todos que no se vacunen. Lo hago en nombre de la ciencia y de la lógica; de la epistemología o teoría del conocimiento, pues la verdad está del lado de los que han denunciado y avisado el desastre humanitario que se está provocando; que provocan los dirigentes políticos y sus sistemas sanitarios y los medios de comunicación y la OMS y las grandes farmacéuticas. Nunca como ahora la mentira domina el mundo. Cuando se une la mentira con la codicia los efectos son devastadores, pavorosos, apocalípticos.

Se ha ido confirmando lo que dice la gente sensata, las conciencias libres y congruentes, las que no tienen ningún interés, salvo el comportamiento ético que nos lleva a desear lo mejor para nuestros semejantes. Y, sin embargo, bajo el interés, bajo el autoritarismo de los gobiernos se les persigue, se les condena al ostracismo y la disidencia, se busca y se obtiene que su voz sea acallada, que las redes sociales y el Ministerio de la verdad de los mendaces y malditos verificadores, de los que nos advirtió proféticamente George Orwell, los pretenda criminalizar como "negacionistas", cuando los auténticos negacionistas son ellos, negadores de la ciencia, del racionalismo crítico, del método prueba-error científico y del contraste de los datos, de los hechos reales. Es un viejo proceso totalitario planteado a escala planetaria, un viejo ejercicio de manipulación que recorre los tuétanos de la población mundial, en pánico, indefensa ante los grandes medios, ante las televisiones que difunden las consignas unívocas, mentirosas. La mentira domino el mundo, como dijo Jean François Revel. La mentira desarma las inteligencias y luego mata. Hoy más que nunca, la mentira es asesina y codiciosa, y se retroalimenta con nuevas mentiras.

A los ancianos no les ha matado el coronavirus, sino los tratamientos, la morfina, la sedación y los respiradores. Se ha tratado la enfermedad como respiratoria, cuando nada tiene que ver. Se ha producido un genocidio protocolario. El protocolo como forma de eliminar la responsabilidad personal, el sentido humanitario de la medicina. Se lanzaban angustiosas peticiones de más respiradores, se hicieron generosas donaciones de ellos, y sólo eran máquinas de matar. Se les insufló oxígeno puro, se les asesinó como en un horno crematorio, todos nuestros hospitales convertidos en Auschwitz. No se hicieron autopsias, porque la gran corruptora, la gran prostituta de la OMS, no lo recomendaba, no lo permitía. No ha habido ninguna explicación, ninguna petición de perdón, ninguna asunción de responsabilidades. Ignacio Fernández-Cid, presidente de la Federación Empresarial de la Dependencia (FED) resume: "pedimos medicinas para los ancianos y nos dieron morfina y sedación". Un crimen de lesa humanidad que pide justicia.

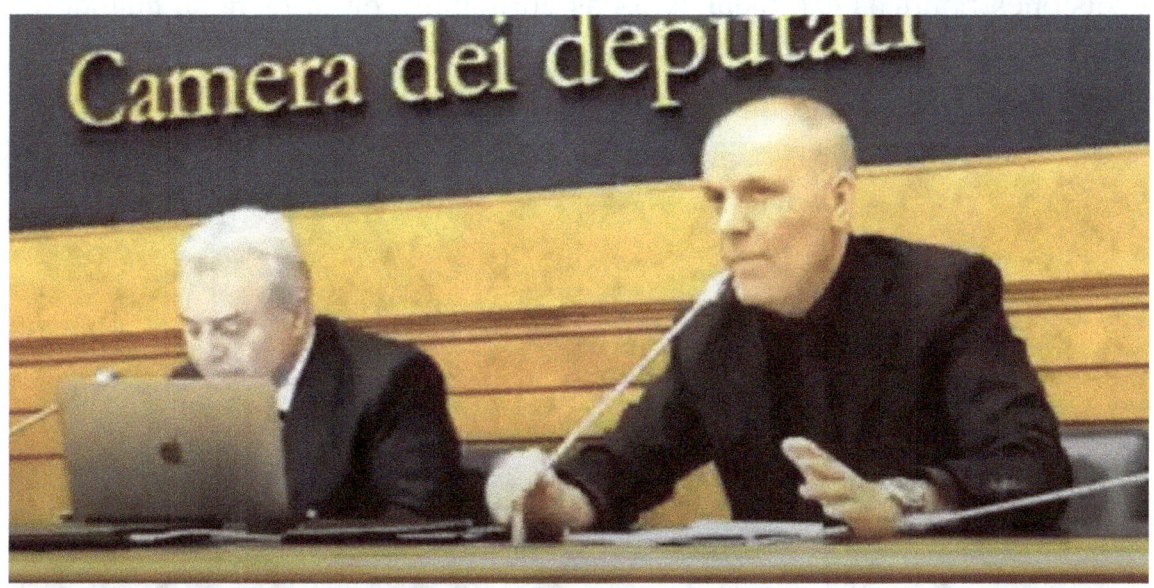

Dr Pasquale Mario Bacco no parlamento
https://youtu.be/zTaDQyczQSU

La codicia humana anda suelta y usa, por primera vez, a todo el género humano como cobayas de un experimento maldito. Ya se intentó con la gripe A en 2010 cuando la OMS ocultó que sus expertos en gripe A cobraron de farmacéuticas, de Glaxo y Roche, cuando se hizo que los Gobiernos reservaran retrovirales por valor de 6.000 millones de dólares. Ahora, Pfizer, 19.985 millones de dólares, AstraZeneca, Janssen, 13.886 millones de dólares, han entrado en una carrera alocada, irracional y acientífica por encontrar una cosa que le han llamado vacuna, con el prestigio que el nombre evoca, para hacer el gran negocio, el negocio asesino, que pone en riesgo a gran parte de la Humanidad, que amenaza con diezmarla, y los Gobiernos han entrado a la componenda, sometiendo a sus poblaciones a un estado de histeria y de grosera manipulación, cuyo objetivo final es un totalitarismo sanitario, que no admite discrepancias que no se somete al más mínimo escrutinio crítico, porque no puede, porque todo el tinglado se caería como un castillo de naipes.

Ha desaparecido la gripe. En 2020 hubo 7 casos en España. Todo ha devenido COVID-19. Todos los muertos se apuntan a lo que interesa: al coronavirus.

No me vacunaré en esta oleada de pánico inducido por políticos y medios de comunicación y de amplio negocio para las farmacéuticas, donde cualquier voz discrepante o crítica se trata de acallar en nombre de la "ciencia" política, como aquel comité de expertos que nunca existió. Nada se sabe o se dice de los efectos a medio y largo plazo. Las vacunas producen trombos y la opinión pública es sometida a una serie de decisiones políticas cambiantes, todas en nombre de la ciencia, cuando es lo más acientífico que se pueda decir.

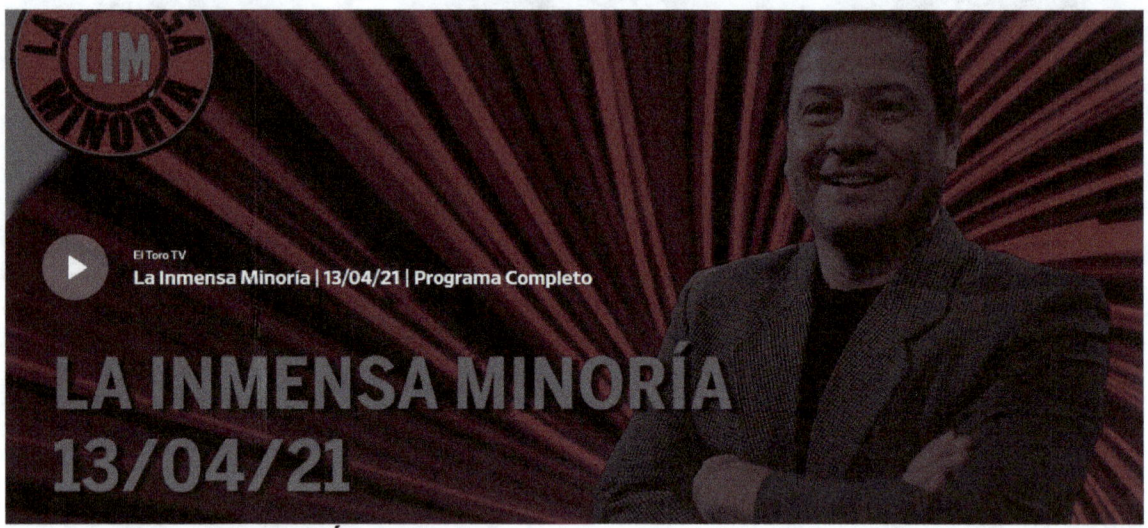

LA INMENSA MINORÍA 13/04/21

https://www.dailymotion.com/embed/video/x80lrd6

A la población se la ha confinado, cuando no sirve para nada, y no en gloriosa prepotencia Fernando Simón, dice que se nos confinó porque no se sabía qué hacer, se ha hecho llevar mascarillas, magnífica impostura, cuando los microfiltros son mucho más amplios que las dimensiones del virus, se han utilizado las PCR que no tienen ninguna efectividad, que son el bálsamo de Fierabrás, se ha perseguido las reuniones en público, buscando la ruina de la gente, el hambre y la miseria, y se propone la vacunación masiva, que no es vacunación, para generar nuevas pandemias más letales, porque infectan a los vacunados y deterioran su sistema inmunológico haciéndole indefenso a las cepas más agresivas, por no dejar que la naturaleza de la pandemia, en campana, termine con ella. Haciendo así las vacunas endémicas, cíclicas. Pfizer ya dice que se hará necesario un tercer pinchazo, y luego un cuarto, y un quinto, y así indefinidamente.

Se ha perdido la racionalidad y la mentira se retroalimenta. La variante hindú es especialmente agresiva, como vinieron a decir esas voces sometidas al proceso de la disidencia. Lejos de entenderse como una confirmación de sus acertados asertos, mueves nuevas oleadas de histeria. En el programa de Ana Rosa, sale la Doctora Amaia Fortes, trabajadora en la India, confirmando que es "muy contagiosa", que afecta a familias enteras, y que los infectados son vacunados, pero lo son al primer pinchazo de AstraZeneca, y en vez de ver el origen del mal, ella ha corrido a ponerse la segunda dosis. Deterioro de las mentes.

Cuando las vacunas promueven nuevas cepas más letales: en otoño la mortalidad será más alta:

- Provocan infertilidad tanto en varones como mujeres
- El virus es claramente de laboratorio
- La relación entre la vacuna de la gripe y la letalidad por el coronavirus es un hecho
- En Hungría, donde se ha vacunado a buena parte de la población han aumentado los contagios y las muertes
- Lo mismo sucede en Chile

Estamos siendo sometidos a un proceso de ingeniería social llamado vacuna, nueva legitimidad del poder político, a una experimentación con humanos. Es hora de que paremos este desquicie: el virus funciona en modelo campana, de modo que la inmunidad de grupo se consigue cuando pierde virulencia y aquí se está siguiendo la línea contraria. Los medios de comunicación mienten, generan histeria, pánico. Un fondo buitre, Black Roch, con 700.000 millones de dólares, tienen acciones en Atresmedia, Mediaset y Prisa, y también en Pfizer. Está dicho todo.

Según Público: https://www.publico.es/sociedad/astrazeneca-duplica-beneficio-y-gana-mas-1-200-millones-euros-hasta-marzo.html. Oculta las inversiones que hizo la compañía en 2020 para conseguir los beneficios en el 1T21 con la vacuna, pero además, dice que "los ingresos por la vacuna contra la covid-19 (275 millones de dólares/226 millones de euros)" y que "La deuda neta se incrementó en 95 millones de dólares (78,3 millones de euros)". Esto no es dinero comparado con lo que roba la corrupción sólo en España (8% del PIB en 2018, según la Unión Europea, es decir 113 mil millones de euros.

"Las dos veces anteriores se llevó a la gente a las trincheras. Ahora, no se sabe qué hacer". El comentario de Eduardo Zaplama me heló el alma. Había quedado a desayunar para preguntarle, como ejecutivo de Telefónica, y dada nuestra relación de amistad, ya lejana, si las empresas del Ibex iban a hacer algo por las clases medias, sus clientes, o iban a dejar hundirlas y que se las expoliara. La respuesta es que no iban a hacer nada. El comentario, expresado fuera de contexto, para que yo comprendiera que ya jugaba en las ligas mayores con los señores del mundo, viene a mí para entender lo sucedido y en curso sobre el apocalipsis y el terror del coronavirus.

¿Puede pensarse en gente tan malvada capaz de tirar el coronavirus, aterrorizarnos y luego sacar las vacunas para diezmar a la población? Aunque nos hiele el alma, es lo que está sucediendo ante nuestros ojos. Bill Gates no esconde sus intenciones: diezmar a la población. Son las élites neomalthusianas y globalistas. Para las que somos demasiados y ellas dominan el mundo. El extemporáneo comentario de Zaplana indica la decisión de diezmar a la población con una tercera guerra mundial, biológica y a través de las vacunas. ¿Qué sentido tiene que un malthsuiano como Bill Gates le haya dado por las vacunas? Bien, para ser más rico. Él utiliza un argumento peregrino: la gente si tiene buena salud tendrá menos hijos. Más bien al contrario. Lo curioso es que Bill Gates da conferencias con sus delirantes teorías y todo el mundo le ríe las gracias, conocidas sus magníficas relaciones con la tiranía china.

Las élites: La concentración de poder económico en unas pocas manos es impresionante: el citado Bill Gates, George Soros, Warren Buffet, los Rotschild, los Rockefeller, han decidido no que sobran ellos, sino que sobramos nosotros y tienen sus designios para un mundo de amos y esclavos. Les sobraba Donald Trump, un out sider, un anti sistema, al que han odiado con visceralidad y para el que el coronavirus ha sido un obstáculo en su reelección segura. Un mundo de esclavos es un mundo sumiso, que sale, confinado, a aplaudir a las ocho al personal sanitario. Esas élites, en la acumulación de capital propugnada por el liberalismo, quieren un mundo sin fronteras, sin estados nación que nos protejan, fomentando las entidades supranacionales: ONU, UE, FMI. Banco Mundial…

Los políticos: En este reino de la mentira, los políticos son los bufones, los directores comerciales del engendro. Pedro Sánchez e Iván Redondo lucen en la solapa la hortera insignia de la agenda 2030, al igual que Ana Botín o el presidente del BBVA. Signo de identidad entre ellos. También Javier Maroto o Inés Arrimadas. El profesor Juan Manuel Blanco ha expuesto con brillantez en Voz Populi como se ha utilizado el terror en las poblaciones. Como se ha confinado a la población española porque no se sabía qué hacer. Como se ha utilizado todo el aparato represivo del Estado y el miedo atávico a ser un disidente en el sistema de salud para doblegar cualquier resistencia. Dice el profesor Juan Manuel Blanco que el pasado 2 de abril, el diario británico *Daily Telegraph* publicaba un [artículo]() que acusaba al Gobierno británico de utilizar tácticas psicológicas deliberadas para infundir miedo al covid-19 entre la población. Esta práctica habría comenzado muy al principio de la pandemia pues en un [documento oficial]() de 22 de marzo de 2020 puede leerse: "muchas personas no se sienten aun suficientemente amenazadas; quizá se mantienen tranquilas por la reducida tasa de mortalidad en su grupo demográfico… Es necesario lanzar mensajes emocionales contundentes hacia estos colectivos con el fin de **incrementar el nivel percibido de amenaza personal**". Ya se ve que los políticos del sistema han aceptado el consenso del sistema y están dispuestos a diezmarnos. Isabel Díaz Ayuso y Juan Manuel Moreno Bonilla vacunan con idéntico frenesí y aún mayo que Pedro Sánchez. Y no digamos de Alberto Núñez Feijoó que llega al nazismo en este terreno. Ha surgido una oposición en los partidos patriotas e identitarios, pero leve y descoordinada, sin entrar a fondo en los riesgos planteados.

Medios de comunicación: Hablemos mejor de los propietarios, unos pocos, que tienen a su servicio fieles ejércitos feudales de periodistas magnetófono dedicados a vender la mentira y a disciplinar a quien ose salirse de los límites del sistema, a quien no se pliegue. Premian a los buenos, los sumisos, y castigan a los malos, los disidentes condenados al ostracismo. Difunden la mentira, ofrecen entretenimiento, corrompen a la sociedad con los vicios más bajos y chabacanos, imponen el terror, siguen las consignas a rajatabla. El reino de la mentira es una estúpida dictadura mediática fundamentalmente televisiva.

Redes sociales: Eran la esperanza de una liberación, pero se ha impuesto la censura sibilina y atroz en nombre de la "ciencia" -cuantos crímenes se cometen en tu nombre- y han entrado en la componenda tiránica.

Ministerio de la verdad: Animo a que se ponga en el buscador Google Médicos por la verdad o María José Martínez Albarracín para ver páginas enteras tildando de bulos lo que son verdades del barquero, sólidas apreciaciones científicas, en un intento por desprestigiarlas. Hay que llegar a la página 5 para encontrar información.

Falsa sociedad civil: La Organización Médica Colegial amenaza a los osados. No hay contrapoder. La Iglesia ha perdido su referencia moral y está entregada a los amos del mundo.

Farmacéuticas: Pensar que las farmacéuticas van a salvarnos de la pandemia es más ingenuo que creer que los proxenetas van a acabar con la prostitución. Es la industria que mueve más dinero. Las vacunas son una fuente inagotable de enriquecimiento. Las puertas giratorias funcionan a todo ritmo y los puestos comerciales están llenos de ex políticos o de familiares directos, la esposa de Juan Manuel Moreno Bonilla entre ellos. Los Gobiernos les han concedido patente de corso, inmunidad, no son responsables.

Los trombos de AstraZeneca y Janssen campan por sus respetos. Las vacunas deteriorarán nuestros sistemas inmunológicos. Harán más virulenta la pandemia, que se hará eterna con cepas cada vez más agresivas. Están a punto de aparecer vacunas terroríficas que replicarán en los cuerpos los virus. Pero los políticos, que no nos representan, se han acostumbrado al régimen del terror. Los políticos son señores que nos anuncian el apocalipsis y lo crean. Hay signos bien visibles que las vacunas son un timo pero letal.

No vacunarse es un imperativo ético categórico: nos quieren diezmar y, si nos dejamos, exterminar. El viejo sueño satánico.
La ONU ha aprovechado la pandemia para impulsar una dictadura sanitaria en todo el mundo, liderada por la OMS (organismo de la ONU).
La metamafia institucional de todos los países ha aprovechado la situación para aumentar el totalitarismo, empobreciendo a toda la población y con el genocidio de millones de personas, especialmente de pensionistas (jubilados e incapacitados que suelen tener problemas de salud).
Con las vacunas se pretende que toda la población se contagie, que la gente viva menos y reducir el gasto en pensiones para robar más y que no se acabe nunca la dictadura sanitaria mediante la vacunación anual. Dado el éxito que ha tenido la ONU y la metamafia institucional con el coronavirus, cabe pensar que crearán intencionadamente nuevos virus, para empobrecernos más y aumentar el genocidio y el totalitarismo. En España la situación es mucho más grave porque es uno de los países que mayor deuda va a alcanzar y esa deuda la va a manejar el PSOE. Todos los partidos participan en el demencial consenso del timo de la vacuna; ninguno lo rompe.

El presente vídeo corresponde a la Doctora mejicana Karina Acevedo, un cerebrito con multitud de títulos, alguno por Cambrige, y es muy clarificador, muy interesante y muy ilustrativo. Algunos datos que incluye: el índice de mortalidad del COVID es el 0,23, la media de edad de los fallecidos es 84,2, los muertos por coronavirus fueron en 2020 1,88 millones, por cáncer 10 millones, por tuberculosis 1,6 millones. El paisaje que dibuja para "estas" vacunas, a las que unos gobiernos en pánico han concedido licencia para matar -la vacuna Pfizer ya ha causado 173 muertes, que se dice pronto, y no se ha informado, sea dicho de paso-, que utilizan principios que sus autores indican en publicaciones que no se deben utilizar, que son muy peligrosos, es catastrófico: "para volver a la normalidad" poblaciones aterradas aceptan vacunas mal investigadas en las "la Navidad llegó antes para la farmacéuticas" con un futuro "potencialmente desastroso" de modo que "habrá más casos de COVID y la solución será otra vacuna". Ya Pfizer dice que se precisa una tercera dosis de refuerzo. El negocio eterno. Vean el vídeo entero, no tiene desperdicio. Lo explica muy bien, muy pedagógicamente, es una clase para alumnos de Medicina. Y extraigan sus conclusiones, la mía es…

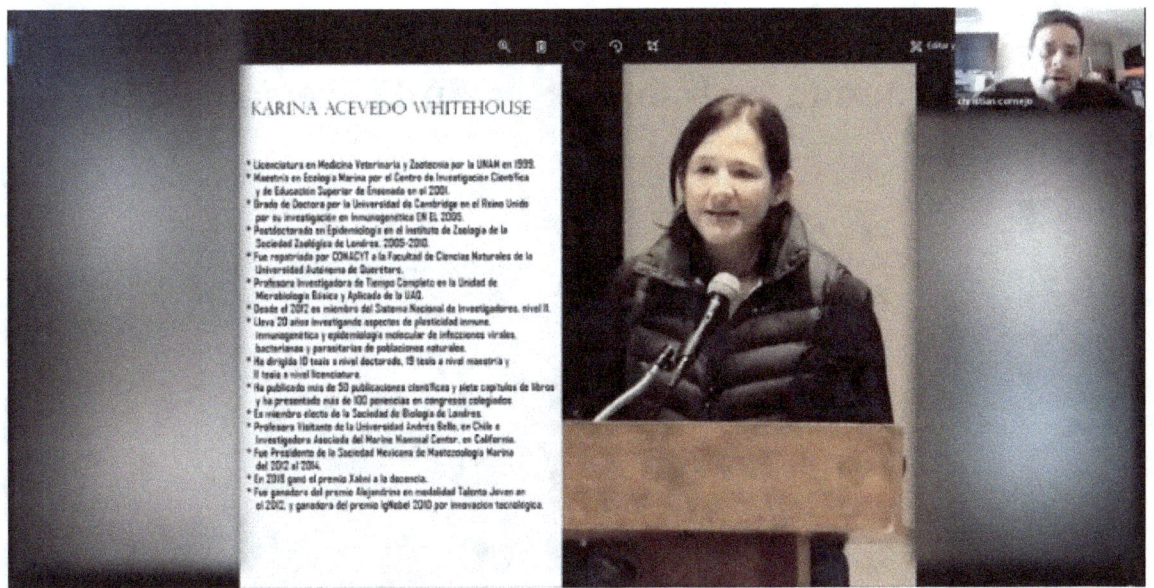

LA OTRA CARA DE LA MONEDA - Charla UM

https://youtu.be/Tfw2kGvaJEg

que hay que cambiar la mentalidad. Todo el mundo que conozco tiene pensado no vacunarse como si fuera un disidente, que va a ser perseguido. Un correo electrónico de un amigo: "En mi familia no nos hemos vacunado ninguno. Y no tenemos ninguna intención de hacerlo. Si tan buenas son, que se las meta todas Begoño a Sánchez por el culo". Está mi twitter convertido en un fenómeno desde que, a raíz de ver a la Catedrática María José Martínez Albarracín, de Médicos por la Verdad. en el programa de El Toro TV, de Fernando Paz, puse el tuit: "YO NO ME VACUNARÉ". De pronto han sido cientos y miles los que, empezando a seguirme, han manifestado la misma intención firme.

No vacunarse no debe ser entendido como una forma de disidencia, sino como un acto revolucionario de ciudadanía. Es un acto contra las farmacéuticas y contra los gobiernos, que los puede hacer temblar, un acto transversal y generador que se rebele contra los políticos de todos los partidos y de un todo sistema que no nos representa, y ha tenido la osadía, por consenso, de confinarnos y ahora pretende atentar contra nuestra salud consiguiendo de paso nuestra sumisión. Es la lucha revolucionaria de la verdad frente a la mentira oficial, de los medios de comunicación, de las élites globalistas, de los partidos sumisos. Es un acto de una fuerza ética extraordinaria. Pues decimos: hasta aquí hemos llegado, basta ya, por ahí no paso, y en ese gesto de insumisión y de libertad se resume toda la oposición al expolio de las clases medias, de la falta de separación de poderes, de la ausencia de democracia, trucada por una farsa de enriquecimiento, de la falta de representación. Es un acto revolucionario que se debe mostrar con orgullo. Es la nueva revolución de nuestros días y está en marcha. ¿Te apuntas? Te va la vida.

Catedrática María José Martínez Albarracín: "Ninguna vacuna es buena. Sin duda, recomiendo ¡No vacunarse!"

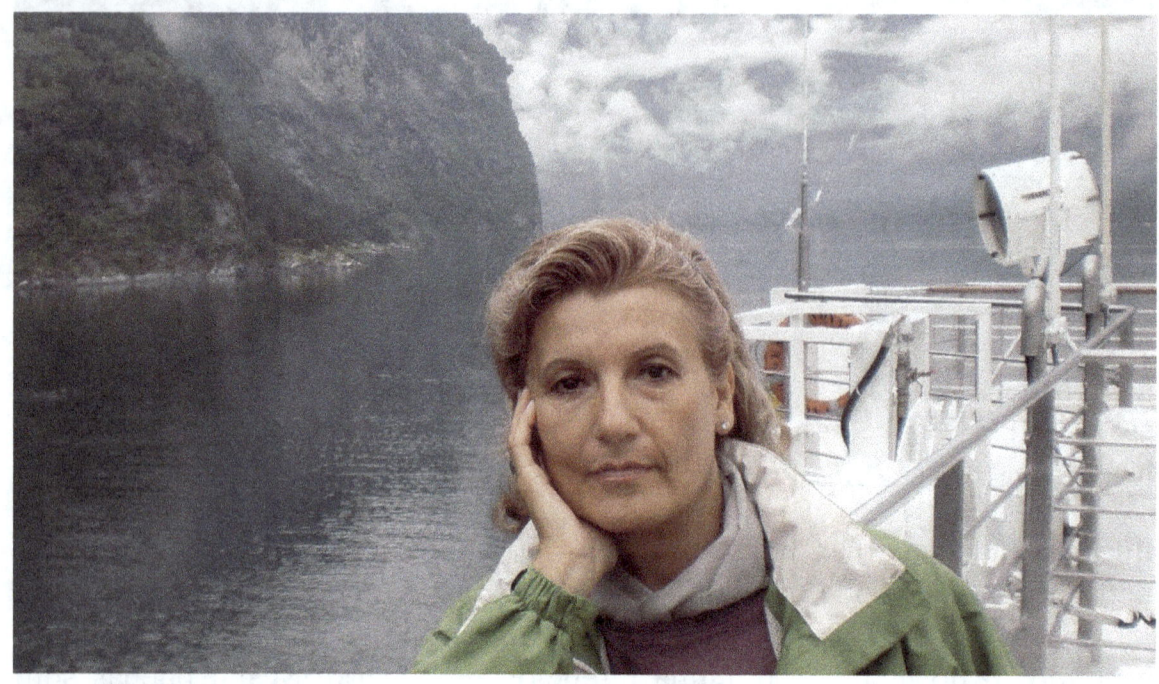

La Catedrática de Procesos Diagnósticos Clínicos, María José Martínez Albarracín es la voz más autorizada en la denuncia de las timo vacunas. "Ninguna vacuna es buena. Sin duda, recomiendo ¡no vacunarse!".

P.- *Vamos a rebobinar un poco. A los primeros enfermos de coronavirus se les trata como si fuera una enfermedad pulmonar y se les mata a todos dentro de un genocidio protocolario.*

R.- Las directrices de la OMS ante la llamada primera ola de la pandemia, con su propuesta terapéutica recomendando la utilización de antivirales ineficaces y tóxicos e intubación temprana, condujo a la muerte a miles de personas en todo el mundo. Usted lo dice bien, hablar de genocidio protocolario es una conclusión lógica ya que ante una posible "nueva enfermedad" lo primero que hay que investigar es su patogenia y para ello es imprescindible hacer autopsias.

P.- *No se les hace autopsias porque así lo indica la OMS...En Italia han pedido perdón porque se hicieron autopsias, aquí la desinformación es total, ni tan siquiera se sabe eso.*

R.- La OMS ha actuado como un órgano coordinador de desinformación y de manipulación mundial, con sus constantes contradicciones y sus directrices erróneas. Gracias a las autopsias se ha sabido que la covid grave no es una enfermedad pulmonar ni una enfermedad nueva, sino un síndrome inflamatorio de tipo hemofagocítico que produce neumonía intersticial.

P.- *¿Y este es el sistema público de salud que pide a la gente que se vacune con los ojos cerrados?*

R.- Este sistema de salud carece de independencia y de juicio, se limita a seguir protocolos y cumplir órdenes.

P.- *Bueno, cuando se pone en google su nombre o Médicos por la Verdad sale toda una campaña sobre usted y la organización, como si quisieran silenciarles y no debatir como corresponde a la ciencia.*

R.- Esta campaña está mantenida sobre todo por los autodenominados "verificadores" que han surgido oportunamente estos últimos años para tutelar las mentes de quienes renuncian a su mayoría de edad e independencia racional. Si se rasca un poco nos conducen inevitablemente al Instituto Poynter y la Open Society Foundations de George Soros. Pero lo grave del asunto es que las instituciones y los gobiernos se apoyan en este "Ministerio de la Verdad" para eludir el necesario debate científico.

P.- *El sistema médico oficialista, la Organización Médica Colegial, afirma que tomará medidas contra Médicos por la Verdad.*

R.- Como casi todas las instituciones, la OMC tiene en los puestos dirigentes no a las personas más aptas desde el punto de vista intelectual y científico, sino a las más dóciles e incluso a veces, más serviles con el sistema. No hay que olvidar que la OMC recibe apoyo financiero de Farmaindustria.

En cuanto a las medidas que puede tomar, se basan en presionar a los profesionales médicos para que acepten de manera acrítica protocolos y órdenes, amenazándolos con expedientes que les puedan suponer suspensión de empleo y sueldo. Pero habrá podido observar que es incapaz de hacer ni siquiera un comunicado donde desmienta las afirmaciones científicas que Médicos por la Verdad tiene publicadas en su web.

P.- *¿Por qué da esta batalla tan ingrata, en la que están implicados las poderosas farmacéuticas, la OMS, Bill Gates..., qué motivaciones tiene?*

R.- Mi principal motivación es mi Amor por la Verdad y mi fidelidad al Juramento Hipocrático. A esto tengo que añadir que soy una católica convencida y puedo leer los signos de los tiempos.

P.- *La he estado siguiendo y usted no es una negacionista, sin embargo se han inventado ese palabro para tratar de desprestigiarla.*

R.- Es lo que tiene la "neolengua", cuando no se tienen argumentos se utiliza la "falacia ad hominem" y los "palabros", como usted dice, van directos a las vísceras sin pasar por el cerebro.

P.- *Vamos entrando en materia, ¿el coronavirus es de laboratorio o ha pasado de animales a humanos?*

R.- La secuencia publicada de Sars-CoV-2 es sin lugar a dudas una quimera, pues contiene secuencias genéticas comunes al ser humano, al murciélago de herradura, al pangolín e incluso al perro. Esto es imposible que se produzca de manera natural.

P.- *Las vacunas no han tenido experimentos en animales y a las farmacéuticas se les ha concedido inmunidad e impunidad.*

R.- Si se puede llamar vacunas a los productos génicos que las farmacéuticas han desarrollado para, supuestamente, inmunizar contra el coronavirus, lo primero que hay que decir es que están en fase experimental, que no han sido aprobadas sino solamente autorizadas por la vía de emergencia, mediante la afirmación incierta de que no hay tratamiento eficaz contra la covid.

La experimentación previa en animales ha sido muy insuficiente y se han tenido que modificar y aprobar leyes, también por la vía de emergencia, para poder utilizar fármacos transgénicos en experimentación humana.

Por ello es imprescindible que las personas que decidan vacunarse firmen un Consentimiento Informado en el que se les advierta de todos estos pormenores, de los posibles efectos adversos a corto y largo plazo y de quiénes se hacen responsables en caso de producirse, ya que las farmacéuticas han exigido estar exoneradas de responsabilidad.

P.- *La de AstraZeneca provoca trombos y sin embargo ha sido aprobada por la EMA, Agencia Europea del Medicamento.*

R.- Todas las vacunas génicas contra covid pueden producir trombos y particularmente microtrombos que afectarán a medio plazo, sobre todo si la persona se revacuna. El problema de la AstraZeneca y en general de todas las vectorizadas (Janssen, Sputnik, Cansino) es que los adenovirus vectores se sabe desde hace tiempo que producen trombocitopenia trombótica autoinmune. Particularmente, la AstraZeneca tiene además en su composición un gen de plasminógeno: una proteína que interviene en la coagulación-disolución del coágulo, por lo que puede haber ocasionado trombos mayores y con más frecuencia.

En cuanto a la EMA y en general las agencias reguladoras, están demasiado "controladas" por Farmaindustria, no hay más que comprobar el currículum de la Sra Emer Cooke, directora ejecutiva de la EMA.

P.- *La Pfizer ¿es la buena?*

Las vacunas de Pfizer y Moderna son de ARNm encapsulado y se sabe que las nanopartículas que forman la cápsula son muy tóxicas al contener lípidos catiónicos que dañan las mitocondrias y que sólo pueden eliminarse por la bilis o la leche materna, poniendo en grave peligro a los bebés de madres lactantes. Por otra parte, su gran liposolubilidad permite que se distribuyan por todo el organismo, habiéndose encontrado incluso en el cerebro. Además, como el ARNm tiene un nucleósido modificado no se sabe realmente cuánto tiempo permanecerá en las células.

P.- *¿Hay alguna buena? ¿Cuáles son sus efectos previsibles?*

R.- Ninguna de las vacunas desarrolladas contra la covid es buena, ni siquiera las chinas convencionales a base de virus atenuados (Sinovac, Sinopharm), ya que todas ellas pueden producir un síndrome de ADE o enfermedad aumentada por vacuna, que consiste en que las personas vacunadas si se infectan con otra variante desarrollarían una enfermedad más grave e incluso mortal.

Todo ello sin que se sepa nada de los efectos a largo plazo, particularmente de las vacunas génicas ya que nunca antes se han probado, aunque está bastante bien establecido consultando estudios de ciencia básica, que pueden ocasionar problemas neurológicos como esclerosis múltiple, problemas de fertilidad y autoinmunidad.

Por otra parte no se sabe, según los estudios clínicos publicados, si la persona vacunada queda inmunizada, por cuánto tiempo en caso de estarlo y si puede transmitir el virus, siendo esto último bastante probable.

P.- *Las llamadas vacunas rompen la dinámica en campana de la epidemia y hacen más proclives a los vacunados a enfermar de cepas cada vez más agresivas. ¿Es así?*

R.- Es más o menos lo que propone el virólogo Geert Vanden Bossche y pienso que no le falta razón, de hecho es lo que estamos viendo actualmente en países con una agresiva campaña de vacunación como Israel, Chile o la India.

Un modelo práctico en que se basa esta previsión es en la enfermedad de Marek de los gallineros. Se ha comprobado que las vacunas para esta enfermedad inducen epidemias más agresivas e incluso, los pollitos de gallinas vacunadas, nacen con inmunodeficiencia y mayor predisposición a enfermar.

P.- *¿Qué podemos esperar en el otoño-invierno? ¿Cuántos vacunados pueden morir?*

R.- Actualmente estamos viendo cómo las campañas de vacunación covid están relacionadas con mayor morbilidad y mortalidad en vez de inmunización. Los estudios estadísticos del decano del Colegio de Biólogos de Euskadi, Jon Ander Etxebarria, así lo demuestran también en el País Vasco. Pero esto serían sólo los efectos inmediatos de las vacunas.

El más que probable síndrome de ADE que pronostican todos los expertos mundiales se producirá en unos meses, muy probablemente coincidiendo con la epidemia estacional de gripe, entonces las hospitalizaciones y muertes se pueden incrementar de manera alarmante. Varios inmunólogos y genetistas de prestigio estiman una mortalidad de entre el 20 y el 30% de los vacunados que se infecten.

P.- *Los errores de los Gobiernos, la OMS y las farmacéuticas que conducen a las vacunas, ¿cree usted que han sido accidentes, fruto de la histeria, o han sido malintencionados?*

R.- La pandemia ha sido una excusa perfecta que los gobiernos han aprovechado para reducir de una manera injustificada libertades básicas sin evidencia científica y esto no ha sido en un país o dos, sino al menos, en todo el mundo occidental de tradición democrática. Para mí está claro que no es algo accidental sino deliberado. Las personas bien informadas saben que tanto el Foro Económico Mundial como la ONU, con su Agenda 20-30, tienen un plan bien establecido y que no es precisamente filantrópico.

P.- *¿Ha podido más la codicia y el lenguaje bélico de los gobiernos que la sensatez y la ciencia?*

R.- Se han combinado en un cóctel perfecto de ingeniería social la codicia, la manipulación mediática, el miedo, la ignorancia y lo peor de todo: la maldad.

P.- *¿Usted que nos recomienda? ¿Vacunarnos o no?*

R.- Sin ninguna duda ¡no vacunarse!

Catedrática María José Martínez Albarracín: "Inyectan veneno en el cuerpo, la causante de la patogenia: la proteína Spike"

Están introduciendo en nuestro cuerpo veneno, altamente tóxico, nos inyectan para que produzcamos la proteína Spike, causante de la patogenia. Esta es la ciencia que combaten los neoquisidores:

P.- *Usted ha venido diciendo que el mal del coronavirus está en la proteína Spike. Ahora parece que le dan la razón las investigaciones publicadas en las más reputadas revistas científicas. ¿Es así?*

R.-La PATOGENIA es la manera en que la causa o causas, producen el síndrome covid. Por la última publicación aparecida en CIRCULATION RESEARCH se confirma lo que yo sospechaba: la causante de la patogenia es la Spike protein, no es necesario que actúe el virus SARS-CoV-2 completo. La Spike, al ser una proteína homóloga con las proteínas ENV de HERVS, es decir la envoltura de nuestros virus endógenos, pero alterada genéticamente, y concretamente con la sincitina de HERV-W, se comporta como un tóxico biológico (no olvidemos que las proteínas pueden ser grandes venenos) y de hecho su acción tóxica se concreta dañando las mitocondrias de las células que recubren los vasos sanguíneos, produciendo vasculitis y anoxia (falta de oxigeno), cambiando el perfil celular de respiración aerobia mitocondrial a glucolisis anaerobia fermentativa, lo que se comprueba en el enfermo covid por el aumento del enzima LDH.

P.- *Las llamadas vacunas lo que hacen es obligar al cuerpo a producir la proteína Spike. ¿Cierto?*

R. Cierto. El ARN de las "vacunas" Pfizer y Moderna es la secuencia genética completa de la proteína Spike con las instrucciones para que los ribosomas de la célula la fabriquen.
Las de ADN (AstraZeneca, SputniK, Janssen) contienen la secuencia de ADN también de la proteína Spike, para que las células la puedan fabricar, o sea, al inocularnos estas vacuna génicas para covid, vamos a poner a nuestras células a producir un veneno contra nosotros mismos.

Los investigadores se preguntan si los anticuerpos generados contra esta proteína podrán evitar el daño, pero es absurdo meter en el cuerpo un veneno para que el cuerpo lo intente combatir. Y lo peor de todo es que hay ya varios estudios publicados que demuestran que dichos anticuerpos antispike producirán autoinmunidad que ocasionará graves enfermedades como esclerosis múltiple y diabetes insulinodependiente, por atacar de manera cruzada numerosos tejidos del organismo. Le dejo la referencia del último estudio aparecido en Frontiers, donde se demuestra que los anticuerpos antispike atacan 28 tejidos humanos diferentes.
https://www.frontiersin.org/articles/10.3389/fimmu.2020.617089/full

P.- *¿En qué fundamento se basa la suposición de que las vacunas del COVID pueden generar esterilidad masculina e infertilidad femenina?*

R.- Se basa en dos aspectos

Respecto a la infertilidad femenina, en la homología de secuencia entre la Spike protein y las sincitinas, que son proteínas producidas por los virus endógenos HERV-W. Las sincitinas son necesarias para la formación de la placenta al permitir la fusión del trofoblasto en sincitiotrofoblasto. Las sincitinas son también necesarias para que se produzca la fusión del óvulo y el espermatozoide en la fecundación.

Algunos "expertos" han rebatido este punto diciendo que la homología de secuencia entre Spike y sincitina-1 es muy pequeña, pero no tienen en cuenta que es lo suficientemente importante para que, al producirse el plegamiento y por lo tanto la conformación tridimensional, que es la forma activa de las proteínas, se generen muchas concordancias, dando lugar a lo que en inmunología se llaman epitopos inseguros, es decir, zonas donde la sincitina puede ser atacada por anticuerpos formados contra la spike.

En cuanto a la infertilidad masculina se podría producir debido a que el testículo es muy rico en receptores ACE2, con los que se une la Spike y ya se ha comprobado científicamente que esta unión Spike-ACE-2 daña el receptor, disminuyendo su expresión. La función de ACE-2 en testículo es imprescindible para que se produzca, incluso, el desarrollo y maduración testicular.

P.- *Recientemente, la página digital de Antena 3 especulaba con que esa esterilidad e infertilidad la podía provocar el COVID. ¿Podía tratarse de preparar el terreno y eludir la indignación cuando se produzca como efecto de las vacunas?*

R.- Sin ninguna duda, todo lo que produzca COVID, lo puede producir también la vacuna, ya que la patogenia de covid es ocasionada por la Spike protein y no por el virus completo.

Catedrática María José Martínez Albarracín: ¡Quieren esterilizar a los niños!

Sería para felicitarla pues fue la primera que dijo que con las timo vacunas iban a infectar con la proteína Spike y el tiempo le ha dado la razón, pero la Catedrática María José Martínez Albarracín además de sabia, es persona luchadora y los designios genocidas avanzan, a lomos de la dramática manipulación de los medios de comunicación de masas, y de la estupidez censora de los llamados verificadores, entre la codicia de las farmacéuticas y la sumisión malvada de los políticos, y ahora van a esterilizar a los niños.

P.- *Ahora un investigador canadiense Byram Bidle dice que "han cometido un error" que la proteína Spike es tóxica y se inyecta y pasa al torrente sanguíneo y va a órganos claves como el bazo, el hígado, el corazón, los órganos reproductores y el cerebro. Esto lo dijo usted antes. ¿Por qué no se la hizo caso? ¿La codicia de las farmacéuticas?*

R.- No lo dice él solo. Los estudios científicos realizados por norteamericanos y japoneses lo confirman. También la microbióloga y abogada neozelandesa Sue Grey ha escrito una carta abierta al primer ministro de su país pidiendo el cese de la vacunación por estas mismas razones. https://suegrey.co.nz/index.php/2021/06/05/open-letter-to-prime-minister-no2-3-june-2021/

Yo lo dije anteriormente porque he profundizado mucho en ciencia básica con respecto al síndrome covid y las vacunas. No se me hizo caso porque previamente, las empresas pseudoperiodísticas autodenominadas verificadores, se encargaron de hacer campaña metiendo a todos los que discrepan de la versión oficial en el mismo saco de negacionistas.

La vacuna era el objetivo de la plandemia, la salud les importa un bledo a las multinacionales

P.- *¿Cree que hay un plan preconcebido para hacer daño a la población, para eliminarla?*

R.- Lo cierto es que no se explica la actitud connivente de gobiernos, medios de comunicación e instituciones si no hay por medio mucha presión e intereses espurios de las grandes multinacionales, a las que la salud de la población les importa un bledo.

P.- *¿Por qué no se para la vacunación?*

R.- Porque es el objetivo de toda esta plandemia.

Quieren esterilizar a los niños

P.- *Quieren vacunar hasta a los niños...*

R.- Cuanta más población se vacune mayores son las ganancias de las empresas que las producen y las gratificaciones a quienes lo hacen posible. Si además, disminuye la fertilidad de la población joven se da un paso adelante en la "agenda verde".

"Sin la connivencia de las televisiones el esperpento no habría sido posible"

P.- *¿Qué responsabilidad tienen las televisiones y los medios de comunicación?*

R.- Está claro que sin la connivencia de los grandes medios este esperpento no habría sido posible. Los intereses partidistas y los incentivos económicos son el medio y el fin para los mass media. La información veraz, contrastada y democrática hace tiempo que dejo de ser su "leit motiv" y su código deontológico.

P.- *La gente va "voluntariamente", porque se les ha negado la información, se les ha engañado.*

R.- Cierto. Son vacunas no aprobadas, solamente autorizadas por uso de emergencia y con plataformas nuevas que utilizan OGM, algo que estaba prohibido en uso humano hasta esta supuesta pandemia. Por ello es preciso informar con profundidad, presentar un consentimiento informado exhaustivo a quienes se quieran vacunar y eso no se está haciendo, todo lo contrario, se está sometiendo a la población a una vergonzosa campaña de propaganda asegurando sin poder hacerlo (me remito a los estudios presentados a las agencias reguladoras) que las vacunas covid son seguras y eficaces.

En otoño-invierno veremos

P.- *Se les ha presionado en las empresas y se les ha dicho que no pueden viajar y que la vacuna era la condición del paso a la "nueva normalidad".*

Cierto. Además de la campaña propagandística se está sometiendo a la gente a presión y a manipulación. Actualmente hay una especie de euforia por las falaces informaciones de los grandes medios sobre la supuesta eficiencia de las vacunas, lo que no es ni cierto ni real, pues si comparamos p. ej la hospitalización y mortalidad por covid en mayo 2021 con respecto a mayo 2020, se ve que este año y con vacuna, ha sido mayor.

Lo que ocurre actualmente es que la estación no favorece la presentación del síndrome covid que es una gripe complicada. Veremos si en otoño-invierno, cuando se empiecen a ver los efectos adversos de la enfermedad aumentada por vacuna, se puede mantener la misma euforia y a que patraña recurrirán entonces.

Geert Vanden Bossche considera que "cancelar las vacunaciones masivas debería convertirse ahora en la emergencia sanitaria de interés internacional"

En el racional mensaje de la máxima autoridad en vacunas, Geert Vanden Bossche hay un angustioso llamado a que "cancelar las vacunaciones masivas debería ahora convertirse ahora en la emergencia sanitaria de interés internacional".

Por varios motivos, que afirma significativamente que "es de primero de vacunas" y todo el mundo lo puede entender:

1. Nunca se ha hecho una vacunación masiva en plena pandemia, "no se debe usar una vacuna profiláctica en poblaciones expuestas a una alta presión infecciosa"
2. Existen muchas posibilidades de que haya un "escape inmunológico", de hecho ya lo hay porque existen "múltiples variantes"
3. El virus da una "respuesta adaptativa" en el sentido de volverse más infeccioso
4. El virus desarrolla mutaciones con "resistencia viral a las vacunas"
5. "La vacuna inhibe el sistema inmunológico mientras genera supercepas mortales"

Esta sencilla explicación genera que vamos a convertir "un virus inofensivo en un monstruo incalculable"

Un destacado científico de vacunas, Geert Vanden Bossche, que ha trabajado con numerosas corporaciones y organizaciones de vacunas, incluida GAVI, está haciendo sonar la alarma sobre la vacunación masiva de poblaciones de todo el mundo con vacunas covid-19.

Él dice que las vacunas covid-19 son una medicina "brillante" e insiste en que funcionan a nivel individual, pero dice que son "el arma equivocada" para ser desplegadas a escala global cuando hay altas presiones de patógenos infecciosos presentes.

Como tuiteó el 3 de marzo, "Estoy EXTREMADAMENTE preocupado por el impacto que tendrán las vacunas Covid-19 actuales cuando se implementen cada vez más en campañas de vacunación masiva llevadas a cabo en el fragor de una pandemia. Lea mi ADVERTENCIA global y la evidencia científica ". Luego da el siguiente enlace para su advertencia:

bit.ly/3q89hWZ

Esa URL se vincula a un documento PDF que hemos guardado en el interés público, publicándolo en los servidores de NaturalNews en este enlace (PDF) .

El documento incluye diapositivas de una presentación creada por el Dr. Bossche titulada, "¿Por qué las vacunas actuales de Covid-19 no deben usarse para la vacunación masiva durante una pandemia?"

Un conocedor de la industria de las vacunas que trabajó con la Fundación Bill y Melinda Gates

Antes de entrar en la presentación y su significado, primero echemos un vistazo rápido a los antecedentes del Dr. Bossche. Dryburgh.com ofrece una buena descripción , que cubre esta historia en detalle:

Geert Vanden Bossche, PhD, DVM, es un experto en investigación de vacunas. Tiene una larga lista de empresas y organizaciones con las que ha trabajado en el descubrimiento de vacunas y la investigación preclínica, incluidas GSK, Novartis, Solvay Biologicals y Bill & Melinda Gates Foundation. El Dr. Vanden Bossche también coordinó el programa de vacunación contra el ébola en GAVI (Alianza Global para Vacunas e Inmunización).

Está certificado por la junta en Virología y Microbiología, es autor de más de 30 publicaciones e inventor de una solicitud de patente para vacunas universales. Actualmente trabaja como consultor independiente de investigación de vacunas.

En otras palabras, difícilmente se puede encontrar a alguien más calificado y con más experiencia como experto en la industria de las vacunas. En particular, el Dr. Dossche está obviamente a favor de las vacunas y no de los llamados "anti-vacunas". Sin embargo, incluso desde su punto de vista a favor de las vacunas, ve enormes riesgos y problemas con las campañas de vacunación masiva, *incluso asumiendo que las vacunas funcionan* como se diseñaron.

El Dr. Bossche advierte que el mundo está creando un "monstruo incontrolable" y convirtiendo las vacunas en "un arma biológica de destrucción masiva"

Aquí hay una cita real del Dr. Bossche:

Uno solo podría pensar en muy pocas otras estrategias para lograr el mismo nivel de eficiencia al convertir un virus relativamente inofensivo en un arma biológica de destrucción masiva.

Como explica Dryburgh.com:

El Dr. Bossche cree que los vacunólogos, médicos y científicos solo se están enfocando en los resultados a corto plazo a nivel individual y no en las consecuencias a nivel de la población mundial, que él cree que pronto se harán evidentes. Evidente en la forma de **haber transformado "un virus bastante inofensivo en un monstruo incontrolable"**.

Su preocupación se basa en el "escape inmunológico". Para aquellos que necesiten una introducción rápida al tema, lea [el artículo de Jemma Moran Variaciones mutantes y el peligro de los encierros](#) .

Continuando desde ese sitio:

Bossche afirma que las múltiples variantes virales emergentes, "mucho más infecciosas", ya son ejemplos de "escape inmunológico" de nuestra "inmunidad innata", y muy probablemente fueron creadas por las propias intervenciones del gobierno; las denominadas intervenciones no farmacológicas (NPI), es decir, encierros y cubiertas faciales de tela. Extraoficialmente, pero también más acertadamente conocidas como [intervenciones no científicas](#) .

El cree eso:

- Es muy probable que las implementaciones continuas de vacunación masiva mejoren aún más el escape inmunológico 'adaptativo', ya que ninguna de las vacunas actuales evitará la replicación / transmisión de variantes virales "
- Como tal, "Cuanto más usemos estas vacunas para inmunizar a las personas en medio de una pandemia, más infeccioso se volverá el virus".
- Y "Con el aumento de la infecciosidad, aumenta la probabilidad de resistencia viral a las vacunas".

Afirma que sus creencias son principios básicos que se enseñan en la primera clase de vacunación de un estudiante: "No se debe usar una vacuna profiláctica en poblaciones expuestas a una alta presión infecciosa (que ahora es ciertamente el caso, ya que actualmente circulan múltiples variantes altamente infecciosas").

Afirma que para "escapar por completo", el virus altamente mutable, "sólo necesita agregar otras pocas mutaciones en su dominio de unión al receptor".

Mire a Del Bigtree de *Highwire* explicar las catastróficas consecuencias del impulso mundial de las vacunas en este oportuno video:

Brighteon.com/257797f0-06fa-4596-be69-af71bb3adc21

https://www.brighteon.com/embed/257797f0-06fa-4596-be69-af71bb3adc21

Bossche explica que las vacunas funcionan a nivel individual, pero en conjunto crean enormes riesgos debido al "escape inmunológico"

Como defensor de las vacunas, Bossche cree que las vacunas funcionan a nivel individual y pueden crear inmunidad contra el patógeno deseado. Sin embargo, en conjunto, las vacunaciones masivas de grandes poblaciones durante una pandemia dan como resultado un fenómeno conocido como "escape inmune", lo que significa que el virus desarrolla variantes que son inmunes a las vacunas disponibles. Esta adaptación de la *selección natural* del virus da como resultado un espectro aún más peligroso de cepas de virus que *escapan de* los cuerpos de los huéspedes y se reintroducen en la naturaleza, ahora más peligroso que el patógeno original que las vacunas fueron diseñadas para detener.

En su presentación, Bossche advierte que las vacunas covid "no pueden controlar la replicación de variantes de CoV más infecciosas e incluso pueden impulsar el escape inmunológico".

Explica que la "**inmunidad innata**" es crucial para detener el ciclo de mutaciones e infecciones que impulsan las "tres ondas distintas" de la enfermedad pandémica. Sin embargo, la inmunidad innata, la inmunidad natural expresada por personas *sin* vacunas, no recibe ningún reconocimiento por parte del establecimiento médico enloquecido por las vacunas y las instituciones políticas mundiales que ahora presionan por vacunaciones masivas a nivel mundial.

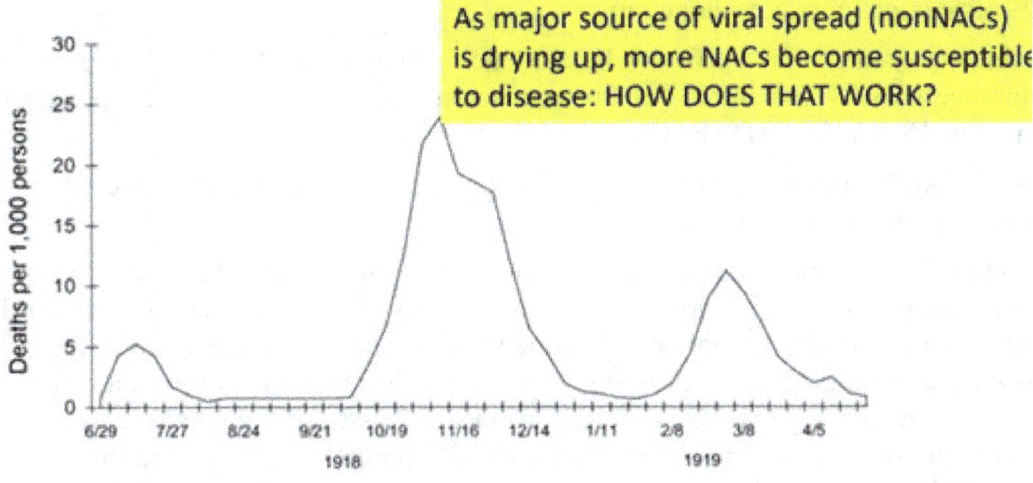

El análisis del Dr. Bossche depende del papel de los NAC (portadores no asintomáticos) en la atenuación de la propagación de cepas virales infecciosas. Como advierte, cuando se vacuna a los no NAC, se produce un aumento de la infecciosidad viral entre los NAC. Dicho de otra manera, cuando se vacuna en masa a las personas que no muestran síntomas, se están creando presiones de adaptación viral en toda la población que resultan en un aumento de la patogenicidad viral entre los portadores que muestran síntomas. Esto impulsa a la pandemia a acelerar con cepas más peligrosas que son cada vez más infecciosas.

Como afirma, "las variantes de escape inmunológico resultantes ahora son resistentes a la vacuna". Esto hace que la vacuna sea peor que inútil ... en realidad ha *preparado* el desarrollo de supercepas al tiempo que debilita la respuesta inmune posterior cuando las personas que fueron vacunadas previamente encuentran nuevas cepas.

Concretamente, como afirma:

El aumento de las tasas de infección conduce a un aumento de las tasas de seropositividad transitoria en los NAC; la seropositividad suprime la inmunidad innata porque los Abs específicos de Ag superan a los NAB en la unión a CoV y previenen el entrenamiento del sistema inmunológico innato.

En otras palabras, la vacuna inhibe el sistema inmunológico mientras genera supercepas mortales. Te hace preguntarte: ¿Es todo esto por diseño?

Las personas que se "vacunan por completo" son criadoras de "supercepas" de patógenos covid aún más mortales.

El Dr. Bossche continúa documentando cómo ya están apareciendo señales importantes que apuntan a un resultado catastrófico si continúan las vacunaciones masivas. En la página 12 de su presentación en PDF, cita estas "extrañas observaciones" sobre la pandemia actual de covid-19:

- Curso atípico / oleadas de pandemias
- Aparición de varias cepas mucho más infecciosas.
- Exposición viral (de variantes más infecciosas) en sujetos completamente vacunados

Como él explica, esto significa que la vacuna está acelerando la respuesta adaptativa del virus que forma nuevas cepas que son mucho más infecciosas y potencialmente mortales ... y que estas "supercepas" están surgiendo de "sujetos completamente vacunados".

Él resume este punto con la declaración:

Las medidas de contención masiva y la vacunación masiva en los NAC aceleran el escape inmune INNATE mientras que la vacunación masiva de los no NAC acelera el escape inmune INNATE y ADAPTIVE.

Recuerde: "NAC" significa "Portador no asintomático" o una persona que muestra síntomas y es portadora del patógeno.

El fenómeno del "escape inmunológico adaptativo" significa que las vacunas están proporcionando presiones de adaptación natural al virus que resultan en la creación de supercepas y luego eliminadas por aquellos que ya fueron vacunados. Sin embargo, esas personas *no* son inmunes a las nuevas súper cepas, por lo que incluso los vacunados se infectan con la nueva súper cepa. Y debido a que sus sistemas inmunológicos **nunca tuvieron la oportunidad de vencer activamente a la primera cepa**, tienen muy pocas esperanzas de luchar con éxito contra la nueva súper cepa, y muchas de estas personas morirán. (Esa es mi conclusión, no la del Dr. Bossche, pero su trabajo implica esta conclusión).

Advertencia de Bossche: "La cancelación inmediata de todas las campañas de vacunación masiva de Covid-19 en curso debería convertirse ahora en LA emergencia sanitaria más aguda de interés internacional"

Aquí está la carta abierta de Bossche a la OMS, en la que advierte que la campaña mundial de vacunación debe detenerse de inmediato, o la humanidad pagará el precio por desencadenar un "monstruo incontrolable".

[Haga clic aquí para obtener el PDF de esta carta, ahora reflejada en los servidores de Natural News](https://www.naturalnews.com/files/Geert-Vanden-Bossche-Open-Letter-WHO.pdf) .

https://www.naturalnews.com/files/Geert-Vanden-Bossche-Open-Letter-WHO.pdf

Carta abierta a la OMS: Detenga de inmediato todas las vacunas masivas de Covid-19

Geert Vanden Bossche, DMV, PhD, virólogo independiente y experto en vacunas, anteriormente empleado en GAVI y The Bill & Melinda Gates Foundation.

"A todas las autoridades, científicos y expertos de todo el mundo, a quienes esto concierne: toda la población mundial.

Soy todo menos un antivacunas. Como científico, no suelo recurrir a ninguna plataforma de este tipo para defender los temas relacionados con las vacunas. Como virólogo dedicado y experto en vacunas, solo hago una excepción cuando las autoridades sanitarias permiten que las vacunas se administren de formas que amenacen la salud pública, con toda seguridad cuando se ignoran las pruebas científicas.

La actual situación extremadamente crítica me obliga a difundir esta llamada de emergencia. Dado que el alcance sin precedentes de la intervención humana en la pandemia de Covid-19 ahora corre el riesgo de resultar en una catástrofe global sin igual, esta llamada no puede sonar lo suficientemente fuerte y contundente.

Como se dijo, no estoy en contra de la vacunación. Al contrario, les puedo asegurar que cada una de las vacunas actuales han sido diseñadas, desarrolladas y fabricadas por científicos brillantes y competentes. Sin embargo, este tipo de vacunas profilácticas son completamente inapropiadas, e incluso muy peligrosas, cuando se utilizan en campañas de vacunación masiva durante una pandemia viral.

Los vacunólogos, científicos y médicos están cegados por los efectos positivos a corto plazo de las patentes individuales, pero no parecen preocuparse por las desastrosas consecuencias para la salud mundial. A menos que se demuestre científicamente que estoy equivocado, es difícil entender cómo las intervenciones humanas actuales evitarán que las variantes circulantes se conviertan en un monstruo salvaje.

Corriendo contra el reloj, estoy terminando mi manuscrito científico, cuya publicación, desafortunadamente, es probable que llegue demasiado tarde dada la amenaza cada vez mayor de variantes altamente infecciosas y de rápida propagación. Es por eso que decidí publicar un resumen de mis hallazgos, así como mi discurso de apertura en la reciente Cumbre de Vacunas en Ohio en LinkedIn.

El lunes pasado, proporcioné a las organizaciones internacionales de salud, incluida la OMS, mi análisis de la pandemia actual basado en conocimientos científicamente informados sobre la biología inmunológica de Covid-19. Dado el nivel de emergencia, los insté a considerar mis preocupaciones e iniciar un debate sobre las consecuencias perjudiciales de un mayor "escape inmunológico viral".

Para aquellos que no son expertos en este campo, adjunto a continuación una versión más accesible y comprensible de la ciencia detrás de este insidioso fenómeno.

Si bien no hay tiempo que perder, hasta ahora no he recibido ningún comentario. Los expertos y los políticos han permanecido en silencio mientras, obviamente, todavía están ansiosos por hablar sobre la relajación de las reglas de prevención de infecciones y la "libertad primaveral". Mis declaraciones se basan únicamente en la ciencia. Solo la ciencia las contradecirá.

Si bien uno apenas puede hacer declaraciones científicas incorrectas sin ser criticado por sus pares, parece que la élite de científicos que actualmente asesora a nuestros líderes mundiales prefiere permanecer en silencio. Se ha aportado suficiente evidencia científica.

Desafortunadamente, permanece intacta para quienes tienen el poder de actuar. ¿Cuánto tiempo se puede ignorar el problema cuando en la actualidad existe una evidencia masiva de que el escape inmunológico viral está amenazando a la humanidad? Difícilmente podemos decir que no lo sabíamos, o que no fuimos advertidos.

En esta angustiosa carta, puse en juego toda mi reputación y credibilidad. Espero de ustedes, guardianes de la humanidad, al menos lo mismo. Es de suma urgencia. Abre el debate. Por supuesto: ¡cambia el rumbo!"

Premio Nobel de Medicina, Luc Montagnier: "Las muertes siguen a la vacunación"

El virólogo francés y premio Nobel Luc Montagnier calificó la vacunación masiva contra el coronavirus durante la pandemia como "impensable" y un error histórico que está "creando las variantes" y provocando muertes por la enfermedad.

"Es un error enorme, ¿no? Un error científico y un error médico. Es un error inaceptable ", dijo Montagnier en una entrevista traducida y publicada ayer por RAIR Foundation USA . "Los libros de historia lo demostrarán, porque es la vacunación la que está creando las variantes".

Muchos epidemiólogos lo saben y guardan "silencio" sobre el problema conocido como "mejora dependiente de anticuerpos", dijo Montagnier.

"Son los anticuerpos producidos por el virus los que permiten que una infección se vuelva más fuerte", dijo en una entrevista con Pierre Barnérias de Hold-Up Media a principios de este mes.

Vacunación que conduce a variantes

Si bien las variantes de virus pueden ocurrir de forma natural, Montagnier dijo que la vacunación está impulsando el proceso. "¿Qué hace el virus? ¿Muere o encuentra otra solución? "

"Está claro que las nuevas variantes se crean mediante selección mediada por anticuerpos debido a la vacunación".

La vacunación durante una pandemia es "impensable" y está causando muertes, el ganador del Premio Nobel de Medicina 2008

'Las muertes siguen a la vacunación'

"Las nuevas variantes son una producción y el resultado de la vacunación. Lo ves en cada país, es lo mismo: en todos los países la muerte sigue a la vacunación ", dijo.

Un video publicado la semana pasada en YouTube utiliza datos del Instituto de Métricas y Evaluación de la Salud de la Universidad de Washington para ilustrar los picos de muertes en numerosos países de todo el mundo después de la introducción de la vacuna COVID, lo que confirma la observación de Montagnier.

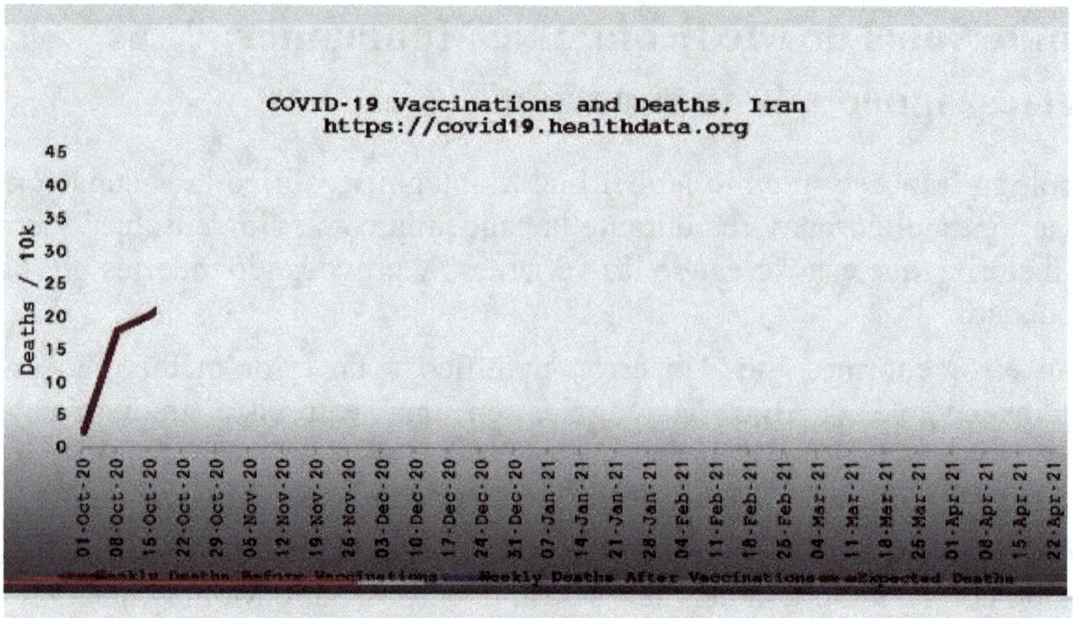

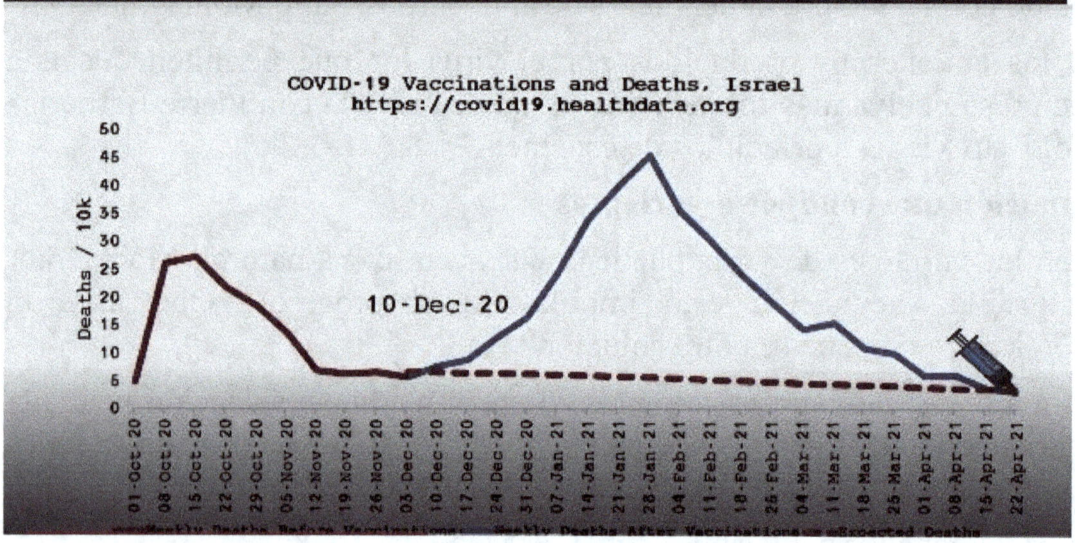

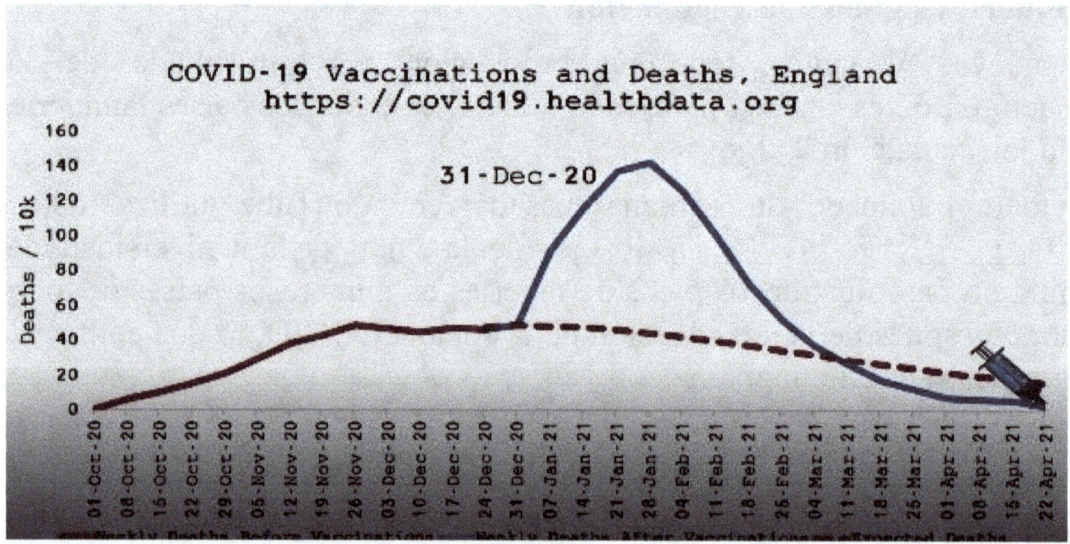

El entrevistador francés señaló datos de la Organización Mundial de la Salud (OMS) que muestran que desde que se introdujeron las vacunas en enero, la contaminación por nuevas infecciones ha "explotado", junto con las muertes, "especialmente entre los jóvenes".

"Sí", coincidió Montagnier, profesor de la Universidad Jiao Tong de Shanghai. "Con trombosis, etc."

La trombosis, o coágulos de sangre, ha sido un problema inesperado relacionado con las nuevas vacunas contra el coronavirus y la causa de la retirada de la vacuna de AstraZeneca en varios países. La directora de la agencia de salud pública de Canadá, Theresa Tam, dijo en una conferencia de prensa el martes que ahora hay 21 casos confirmados de trombocitopenia trombótica inducida por la vacuna o VITT, incluso entre tres mujeres que murieron por el trastorno de la coagulación de la sangre potencialmente relacionado con la vacuna de AstraZeneca y otros 13 casos están bajo investigación.

Casos revolucionarios

Montagnier dijo que actualmente está realizando una investigación con aquellos que se han infectado con el coronavirus después de recibir la vacuna. Los Centros para el Control y la Prevención de Enfermedades informaron en abril que habían recibido 5.800 informes de personas que tenían COVID "revolucionario" después de ser vacunadas, incluidas 396 personas que requirieron hospitalización y 74 pacientes que murieron.

"Les mostraré que están creando las variantes que son resistentes a la vacuna", dijo Montagnier.

Coronavirus hecho en un laboratorio

El famoso virólogo francés creó olas en abril de 2020 cuando le dijo a una estación de televisión francesa que creía que el SARS-CoV2, el nuevo coronavirus pandémico, fue creado por el hombre en un laboratorio. La "presencia de elementos del VIH y el germen de la malaria en el genoma del coronavirus es muy sospechosa y las características del virus no podrían haber surgido de forma natural" , dijo .

http://ramblalibre.com/wp-content/uploads/2021/06/Premio-Nobel-de-medicina-Luc-Montaagnier-y-las-vacunas-COVID-a-los-ni%C3%B1os.mp4?_=1

Aunque los expertos franceses lo ridiculizaron por tener `` una visión de conspiración que no se relaciona con la ciencia real ", Montagnier publicó un artículo en julio de 2020 que respalda sus afirmaciones de que el nuevo coronavirus debe haberse originado a partir de la experimentación humana en un laboratorio, una teoría que ha resurgido recientemente y actualmente se considera el origen más probable del virus .

La Dra Dolores Cahill augura una drástica reducción de la esperanza de vida a los vacunados

La Doctora Dolores Cahill, genetista y viróloga, profesora en la facultad de medicina del University College de Dublín, anuncia una drástica reducción de la esperanza de vida a todos los vacunados.

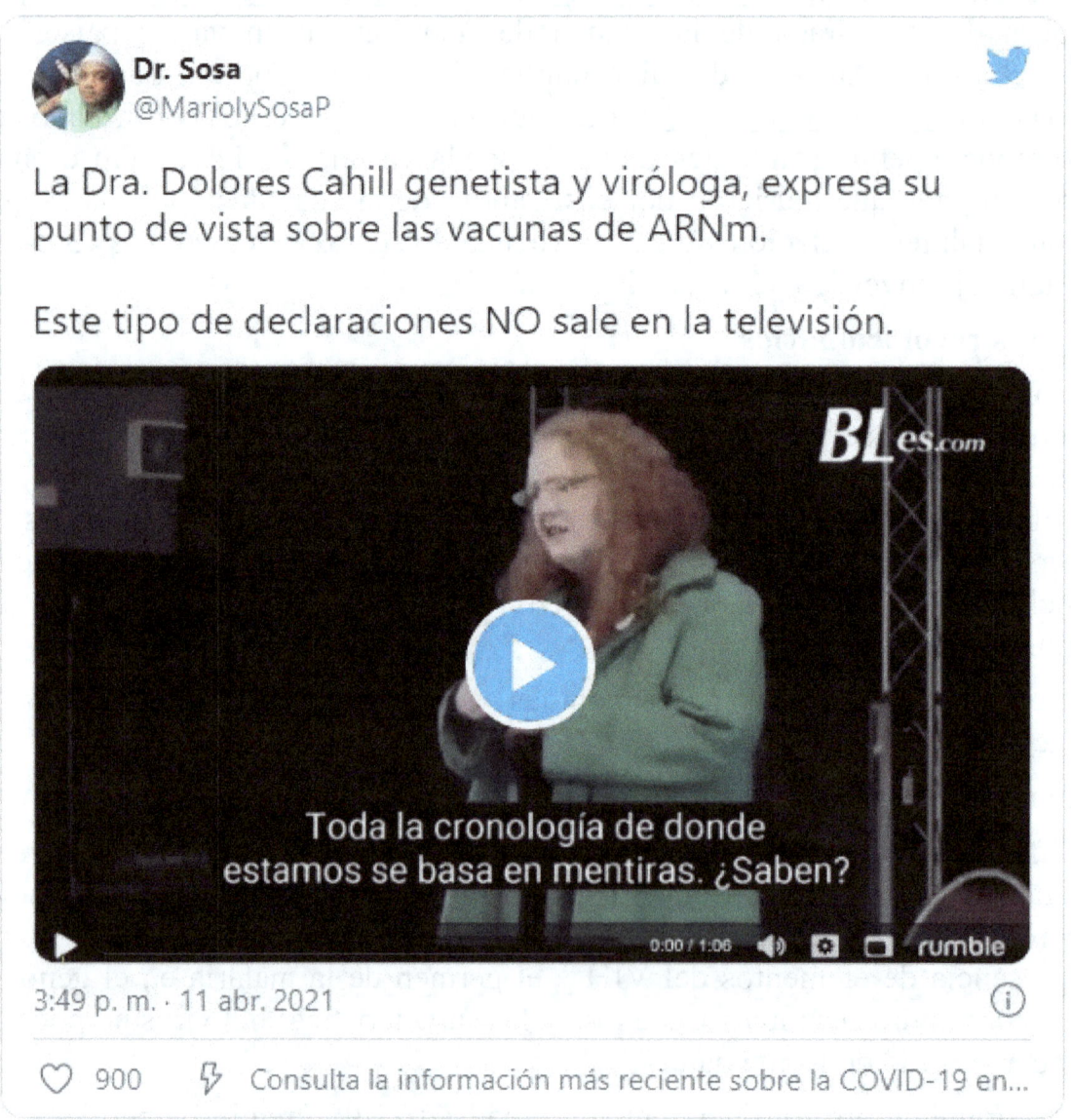

https://twitter.com/i/status/1381243002904047617

Michael Yeadon, ex vicepresidente de Pfizer, advierte de la gran mentira de las vacunas y el peligro de un totalitarismo atroz y planetario

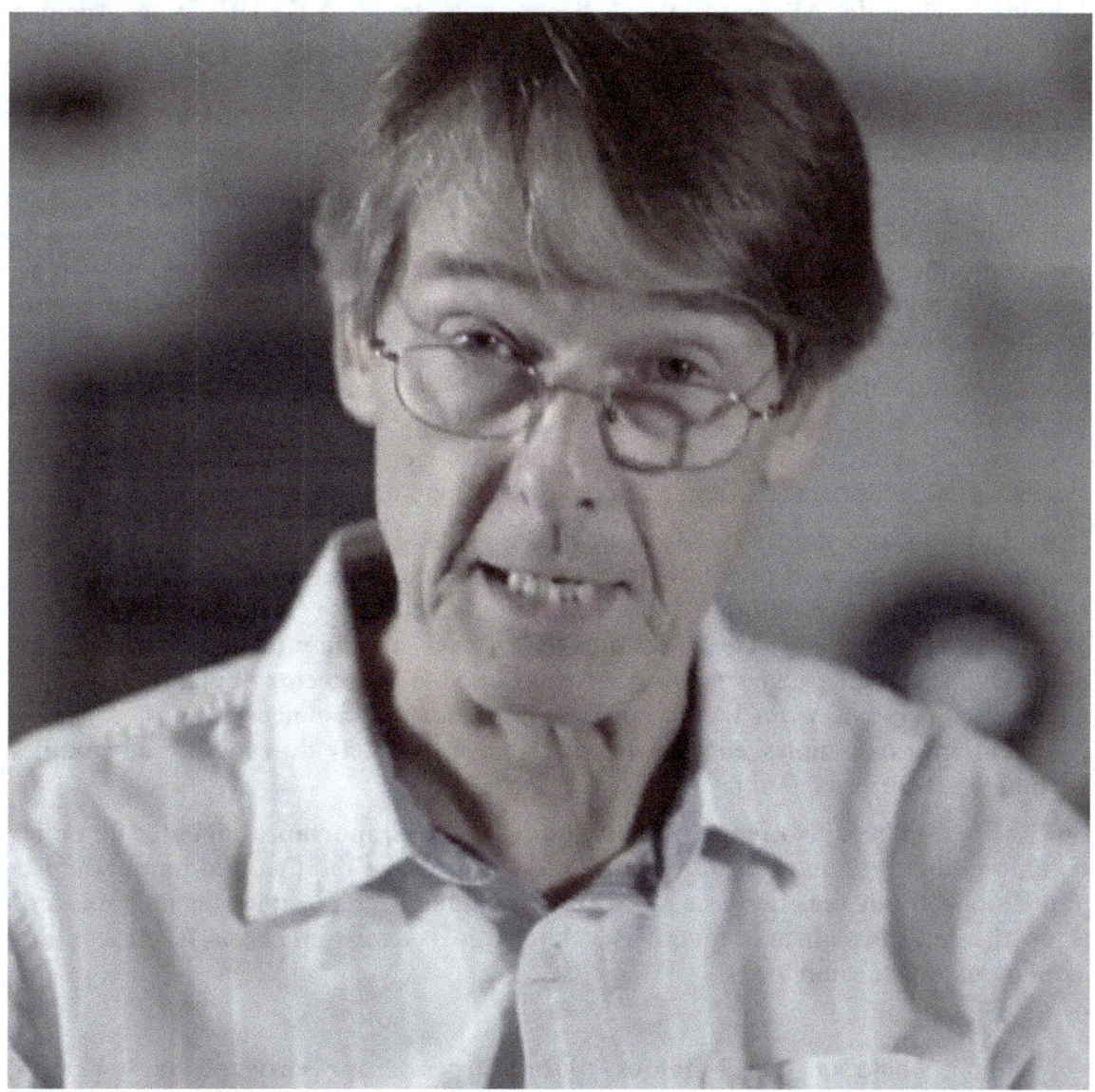

En una reciente entrevista con el sitio *LifeSiteNews*, el doctor **Michael Yeadon, ex director científico y ex vicepresidente de Pfizer Global y jefe del área de Investigación Respiratoria y de Alergia de esa farmacéutica**, volvió a alertar sobre la propaganda "demostrablemente falsa" de los gobiernos en respuesta al covid-19, incluida la **"mentira" de las variantes peligrosas, el potencial totalitario de los "pasaportes de vacunas" y la gran posibilidad de que estemos lidiando con una "conspiración"**.

Entre los principales puntos planteados por Yeadon en la extensa entrevista, el científico afirmó que **no hay "posibilidad" de que las variantes actuales de covid-19 escapen a la inmunidad y que, sin embargo, los gobiernos de todo el mundo están repitiendo esta mentira, lo que indica que estamos presenciando no solo un "oportunismo convergente", sino una "conspiración"**.

"**Mientras tanto, los medios de comunicación y las plataformas de Big Tech están comprometidos con la misma propaganda y la censura de la verdad**", remarcó.

Asimismo, Yeadon expresó que las empresas farmacéuticas ya han comenzado a desarrollar vacunas de "refuerzo" innecesarias para las "variantes" y que planean fabricar miles de millones de ellas. "**Las agencias reguladoras, como la Administración de Alimentos y Medicamentos de los EE. UU. y la Agencia Europea de Medicamentos, han anunciado que, dado que estas vacunas de 'complemento' serán tan similares a las inyecciones anteriores que recibieron la autorización para el uso de emergencia, las compañías farmacéuticas no estarán obligadas a realizar cualquier estudio de seguridad clínica**", advirtió.

En opinión del ex vicepresidente de Pfizer esto virtualmente significará que el diseño y la implementación de vacunas de ARNm "**pasarán de la pantalla de computadora de una compañía farmacéutica a los brazos de cientos de millones de personas, inyectando alguna secuencia genética superflua para la cual no hay absolutamente ninguna necesidad o justificación**".

Por otra parte, consideró que el uso de pasaportes de vacunas junto con un "reseteo bancario" podría generar un totalitarismo como nunca antes visto en el mundo. Y por eso expresó que el solo hecho de que esto pueda ser cierto significa que todos deben "luchar como locos para asegurarse de que ese sistema nunca se forme".

"**En el último año me he dado cuenta de que mi gobierno y sus asesores están mintiendo en la cara al pueblo británico, sobre todo lo que tiene que ver con este coronavirus. Absolutamente todo. Es una falacia esta idea de transmisión asintomática y que no tienes síntomas, pero eres una fuente de virus. Que los bloqueos funcionan, que las máscaras tienen un valor protector obviamente para ti o para otra persona, y que las variantes dan miedo e incluso necesitamos cerrar las fronteras internacionales en caso de que entren algunas de estas desagradables variantes extranjeras**", subrayó.

En esa línea, indicó: "**No tengo ninguna duda de que importantes agentes de poder de todo el mundo han planeado aprovechar la próxima pandemia o han creado la pandemia. Una de esas dos cosas es verdad porque docenas y docenas de gobiernos están diciendo las mismas mentiras y haciendo las mismas cosas ineficaces que evidentemente cuestan vidas**".

"**Dios nos salve**"

Por último, opinó que "**necesitamos filósofos, gente que entienda la lógica, la religión… ellos tienen que luchar con esto y empezar a hablar en un idioma que la gente entienda. Porque si se lo dejamos a los científicos, gente como yo, aunque tengo buenas intenciones, soy un extraterrestre parlante en lo que respecta a la mayoría de la gente de la calle. No creerán que el gobierno les va a mentir, no creen que el gobierno alguna vez haga algo que los perjudique, pero lo están haciendo**".

"**Ultimamente he empezado a firmar con 'Que Dios nos salve', porque creo que necesitamos a Dios ahora más que en cualquier otro momento desde la Segunda Guerra Mundial**", concluyó.

Peligro: ¡Están intoxicando con la proteína Spike a los vacunados que va a la sangre y de ahí a órganos como el cerebro y los reproductivos!

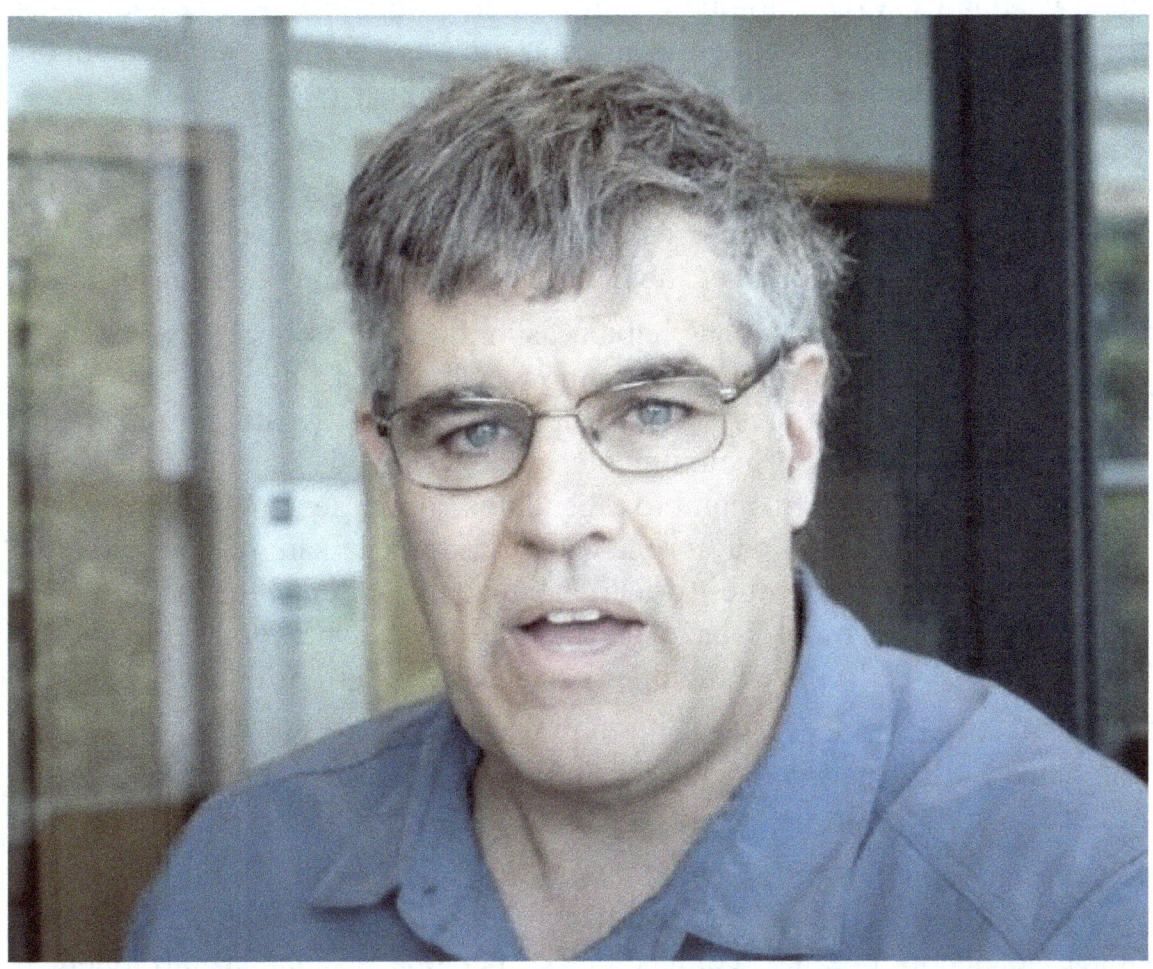

Una nueva investigación muestra que la proteína de pico de coronavirus de la vacuna COVID-19 ingresa inesperadamente al torrente sanguíneo, lo que es una explicación plausible de miles de efectos secundarios informados, desde coágulos sanguíneos y enfermedades cardíacas hasta daño cerebral y problemas reproductivos, dijo la semana pasada un investigador canadiense de vacunas contra el cáncer.

"Cometimos un gran error. No nos dimos cuenta hasta ahora ", dijo Byram Bridle, inmunólogo viral y profesor asociado de la Universidad de Guelph, Ontario, en una entrevista con Alex Pierson el jueves pasado, en la que advirtió a los oyentes que su mensaje era" aterrador ".

"Pensamos que la proteína de pico era un gran antígeno diana, nunca supimos que la proteína de pico en sí misma era una toxina y era una proteína patógena. Entonces, al vacunar a las personas, las estamos inoculando inadvertidamente con una toxina ", dijo Bridle en el programa, que no se encuentra fácilmente en una búsqueda en Google, pero se volvió viral en Internet este fin de semana.

Bridle, un investigador de vacunas que recibió una subvención del gobierno de 230.000 dólares el año pasado para la investigación sobre el desarrollo de la vacuna COVID, dijo que él y un grupo de científicos internacionales presentaron una solicitud de información a la agencia reguladora japonesa para acceder a lo que se llama el " estudio de biodistribución ".

"Es la primera vez que los científicos han podido ver a dónde van estas vacunas de ARN mensajero [ARNm] después de la vacunación", dijo Bridle. "¿Es una suposición segura que permanece en el músculo del hombro? La respuesta corta es: absolutamente no. Es muy desconcertante ".

Los investigadores de vacunas habían asumido que las nuevas vacunas de ARNm COVID se comportarían como vacunas "tradicionales" y que la proteína de la vacuna, responsable de la infección y sus síntomas más graves, permanecería principalmente en el sitio de vacunación en el músculo del hombro. En cambio, los datos japoneses mostraron que la infame proteína de pico del coronavirus ingresa a la sangre donde circula durante varios días después de la vacunación y luego se acumula en órganos y tejidos como el bazo, la médula ósea, el hígado, las glándulas suprarrenales y en " concentraciones bastante altas "en los ovarios.

"Sabemos desde hace mucho tiempo que la proteína de pico es una proteína patógena. Es una toxina. Puede causar daño en nuestro cuerpo si entra en circulación ", dijo Bridle.

La proteína pico SARS-CoV-2 es lo que le permite infectar células humanas. Los fabricantes de vacunas optaron por apuntar a la proteína única, haciendo que las células de la persona vacunada fabriquen la proteína que, en teoría, evocaría una respuesta inmune a la proteína, evitando que infecte las células.

Una gran cantidad de estudios ha demostrado que los efectos más graves del SARS-CoV-2, el virus que causa el COVID-19, como la coagulación de la sangre y el sangrado, se deben a los efectos de la proteína de pico del propio virus.

"Lo que ha sido descubierto por la comunidad científica es que la proteína de pico por sí sola es casi enteramente responsable del daño al sistema cardiovascular, si entra en circulación", dijo Bridle a los oyentes.

Los animales de laboratorio inyectados con proteína de pico purificada en su torrente sanguíneo desarrollaron problemas cardiovasculares, y también se demostró que la proteína de pico cruza la barrera hematoencefálica y causa daño al cerebro.

Un grave error, según Bridle, fue la creencia de que la proteína de pico no escaparía a la circulación sanguínea. "Ahora, tenemos pruebas claras de que las vacunas que producen las células de nuestros músculos deltoides fabrican esta proteína, que la vacuna en sí, más la proteína, entra en la circulación sanguínea", dijo.

Bridle citó el estudio reciente que detectó la proteína SARS-CoV-2 en el plasma sanguíneo de 11 de 13 jóvenes trabajadores de la salud que habían recibido la vacuna COVID-19 de Moderna, incluidos tres con niveles detectables de proteína de pico. También se detectó una proteína de "subunidad" llamada S1, que forma parte de la proteína de pico. La proteína de pico se detectó un promedio de 15 días después de la primera inyección. Un paciente tenía proteína de pico detectable el día 29, un día después de una inyección, que desapareció dos días después.

Efectos sobre el corazón y el cerebro

Una vez en circulación, la proteína de pico puede unirse a receptores ACE2 específicos que se encuentran en las plaquetas sanguíneas y las células que recubren los vasos sanguíneos. "Cuando eso sucede, puede hacer una de dos cosas: puede hacer que las plaquetas se agrupen y eso puede llevar a la coagulación. Esa es exactamente la razón por la que hemos observado trastornos de la coagulación asociados con estas vacunas. También puede provocar hemorragias". Bridle también dijo que el pico de proteína en circulación explicaría problemas cardíacos reportados recientemente en jóvenes que habían recibido las inyecciones.

"Los resultados de este estudio de Pfizer filtrado que rastrea la biodistribución del ARNm de la vacuna no son sorprendentes, pero las implicaciones son aterradoras", dijo a LifeSiteNews Stephanie Seneff, científica investigadora principal del Instituto de Tecnología de Massachusetts. "Ahora está claro" que el contenido de la vacuna se está administrando al bazo y las glándulas, incluidos los ovarios y las glándulas suprarrenales. "La proteína de pico liberada se está vertiendo en el medio y luego finalmente llega al torrente sanguíneo causando daño sistémico. Los receptores ACE2 son comunes en el corazón y el cerebro, y así es como la proteína de pico causa problemas cardiovasculares y cognitivos", dijo Seneff.

Los Centros para el Control y la Prevención de Enfermedades (CDC) anunciaron recientemente que estaban estudiando informes de afecciones cardíacas "leves" después de la vacunación COVID-19, y la semana pasada, 18 adolescentes solo en el estado de Connecticut fueron hospitalizados por problemas cardíacos que se desarrollaron poco después de tomar la vacuna. Vacunas para COVID-19.

La vacuna de AstraZeneca se suspendió en varios países y ya no se recomienda para las personas más jóvenes debido a su vínculo con coágulos de sangre mortales y potencialmente mortales, pero las vacunas de ARNm COVID también se han relacionado con cientos de informes de eventos de coagulación de la sangre.

La FDA advirtió sobre el peligro de las proteínas de pico

El reumatólogo pediátrico J. Patrick Whelan había advertido a un comité asesor de vacunas de la Administración de Alimentos y Medicamentos de la posibilidad de que la proteína de pico en las vacunas COVID cause daño microvascular que cause daño al hígado, corazón y cerebro en "formas que no fueron evaluadas en las pruebas de seguridad".

Si bien Whelan no cuestionó el valor de una vacuna contra el coronavirus que funcionó para detener la transmisión de la enfermedad (lo que no se ha demostrado que haga ninguna vacuna COVID en circulación), dijo, "sería mucho peor si cientos de millones de personas sufren daños duraderos o incluso permanentes en la microvasculatura de su cerebro o corazón como resultado de no poder apreciar a corto plazo un efecto no intencionado de las vacunas de pico largo basadas en proteínas en otros órganos".

La proteína pico asociada a la vacuna en la circulación sanguínea podría explicar la gran cantidad de eventos adversos reportados de las vacunas COVID, incluidas las 4,000 muertes hasta la fecha y casi 15,000 hospitalizaciones, informadas al Sistema de Notificación de Eventos Adversos a las Vacunas (VAERS) del gobierno de los EE. UU. al 21 de mayo de 2021. Debido a que es un sistema de notificación pasivo, es probable que estos informes sean solo la punta de un iceberg de eventos adversos, ya que un estudio de Harvard Pilgrim Healthcare encontró que menos del uno por ciento de los efectos secundarios que los médicos deben informar en los pacientes después de la vacunación se informan de hecho a VAERS.

Bebés, niños y jóvenes lactantes, frágiles, con mayor riesgo

Bridle dijo que el descubrimiento de la proteína de pico inducida por la vacuna en la circulación sanguínea tendría implicaciones para los programas de donación de sangre. "No queremos la transferencia de estas proteínas de pico patógenas a pacientes frágiles que están siendo transfundidos con esa sangre", dijo.

El científico de la vacuna también dijo que los hallazgos sugerían que los bebés lactantes cuyas madres habían sido vacunadas estaban en riesgo de contraer proteínas de pico COVID de su leche materna.

Bridle dijo que "cualquier proteína en la sangre se concentrará en la leche materna" y "hemos encontrado evidencia de lactantes que experimentan trastornos hemorrágicos en el tracto gastrointestinal" en VAERS.

Aunque Bridle no lo citó, un informe del VAERS describe a un bebé de cinco meses amamantado cuya madre recibió una segunda dosis de la vacuna de Pfizer en marzo. Al día siguiente, el bebé desarrolló un sarpullido y se volvió "inconsolable", se negó a mamar y desarrolló fiebre. El informe dice que el bebé fue hospitalizado con un diagnóstico de púrpura trombocitopénica trombótica, un trastorno sanguíneo poco común en el que se forman coágulos de sangre en pequeños vasos sanguíneos de todo el cuerpo. El bebé murió.

La nueva investigación también tiene "serias implicaciones para las personas para las que el coronavirus 2 del SARS no es un patógeno de alto riesgo, y eso incluye a todos nuestros niños".

¿Efecto sobre la fertilidad y el embarazo?

La alta concentración de proteína de pico que se encuentra en los testículos y los ovarios en los datos secretos de Pfizer publicados por la agencia japonesa también plantea preguntas. "¿Haremos infértiles a los jóvenes?" Preguntó Bridle.

Ha habido miles de informes de trastornos menstruales de mujeres que se habían inyectado COVID-19 y cientos de informes de abortos espontáneos en mujeres embarazadas vacunadas, así como de trastornos de los órganos reproductivos en hombres.

Campaña de desprestigio viciosa

En respuesta a una solicitud, Bridle envió por correo electrónico una declaración a LifeSiteNews el lunes por la mañana, indicando que desde la entrevista de radio había recibido cientos de correos electrónicos positivos. Añadió, además, que "se ha iniciado una viciosa campaña de difamación en mi contra. Esto incluyó la creación de un sitio web difamatorio con mi nombre de dominio ".

"Tales son los momentos en que un servidor público académico ya no puede responder a las preguntas legítimas de la gente con honestidad y con base en la ciencia sin temor a ser acosado e intimidado", escribió Brindle. "Sin embargo, no está en mi naturaleza permitir que los hechos científicos se oculten al público".

Adjuntó un breve informe que describe la evidencia científica clave que respalda lo que dijo en la entrevista. Fue escrito con sus colegas de la Canadian COVID Care Alliance (CCCA), un grupo de médicos, científicos y profesionales canadienses independientes cuyo objetivo declarado es "proporcionar información de alta calidad basada en evidencia sobre el COVID-19, con la intención de reducir las hospitalizaciones y salvar más vidas ".

Un tema central de la declaración fue el riesgo para los niños y adolescentes que son el objetivo de las últimas estrategias de [comercialización de vacunas](#) , incluso en Canadá.

Hasta el 28 de mayo de 2021, había 259.308 casos confirmados de infecciones por SARS-CoV-2 en canadienses de 19 años o menos. De estos, el 0,048% fueron hospitalizados, pero solo el 0,004% falleció, según el comunicado de la CCCA. "La influenza estacional está asociada con una enfermedad más grave que el COVID-19".

Dado el pequeño número de sujetos de investigación jóvenes en los ensayos de vacunas de Pfizer y la duración limitada de los ensayos clínicos, la CCCA dijo que las preguntas sobre la proteína de pico y otra proteína de la vacuna deben responderse antes de que los niños y adolescentes sean vacunados, incluso si la proteína de pico de la vacuna cruza el barrera hematoencefálica, si la proteína del pico de la vacuna interfiere con la producción de semen o la ovulación, y si la proteína del pico de la vacuna atraviesa la placenta e impacta al bebé en desarrollo o está en la leche materna.

LifeSiteNews envió a la Agencia de Salud Pública de Canadá la declaración de CCCA y pidió una respuesta a las preocupaciones de Bridle. La agencia respondió que estaba trabajando en las preguntas, pero no envió respuestas antes del tiempo de publicación.Pfizer, Moderna y Johnson & Johnson no respondieron preguntas sobre las preocupaciones de Bridle. Pfizer no respondió a las preguntas sobre cuánto tiempo estuvo al tanto la compañía de los datos de su investigación que la agencia japonesa había publicado, que mostraban un pico de proteína en los órganos y tejidos de las personas vacunadas.

Virólogo italiano confirma que el COVID estaba terminando

El director del Laboratorio de Microbiología del Hospital San Raffaele de Milán, **Massimo Clementi**, uno de los máximos expertos italianos en la primera línea de la pandemia en su país, lideró un estudio científico en el que **se ha comprobado que la carga viral que tenía el SARS-CoV-2 – nombre técnico del nuevo coronavirus– a principios de marzo ha disminuido. "La carga vírica del SARS-CoV-2 hoy es hasta cien veces menor que en marzo"**, afirmó

El trabajo comparó la "carga viral" –la concentración del virus– de 100 pacientes ingresados en el hospital en los primeros 15 días de marzo con la de 100 pacientes llegados a finales de mayo. "La cantidad de virus presente en los pacientes que nos han llegado de mayo es enormemente más baja frente a los que ingresaban en marzo", informó.

Este fenómeno, según el italiano **no sé da solo en su país, sino en prácticamente todo el mundo,** incluso en zonas como Florida, en EEUU, "donde el confinamiento ha sido mucho más suave que en España o en Italia", y que está ocurriendo esto. Además, agregó: "**Alguien ha dicho que es como si el virus hubiera envejecido**". Asimismo, reveló que **la diferencia se se manifiesta en pacientes de todas las edades, incluyendo a los mayores de 65 años**.

Ya son varias las semanas en las que los clínicos de nuestro hospital nos indican a los virólogos que el cuadro clínico está cambiando. **Ya no llegan pacientes que necesitan inmediatamente entrar en la UCI ni respiración asistida**", reveló. "**En las últimas semanas han llegado pocos pacientes, y todos con síntomas leves**", agregó.

En una entrevista con *Il Corriere della Sera,* el virólogo se mostró optimista: "**Estamos hablando de una diferencia visible incluso a simple vista: las primeras muestras examinadas están todas agrupadas en la parte superior del gráfico, mientras que las más recientes ocupan la parte inferior".**

El virólogo italiano explicó que para determinar la cantidad de virus presente en un paciente se miden los ácidos nucleicos, en este caso el ARN de SARS-CoV-2, las copias del virus que pueden ser detectadas en la rinofaringe del paciente. "En comparación con las investigaciones sobre el sida, la muestra biológica obtenida de los hisopos puede ser menos precisa que la muestra de sangre (porque existe el riesgo del error humano), pero en nuestro estudio analizamos 200 casos y **el resultado fue inequívoco:**

una diferencia extremadamente significativa entre la carga viral de los pacientes ingresados en marzo y los de mayo", detalló.

Clementi aclaró, en diálogo con *El Mundo*, que **esta diferencia no se debe a una mutación, sino que es como si hubiese una "adaptación" al nuevo huésped**, que somos los humanos. Además, explica que **este puede ser "un dato muy positivo de cara al futuro", porque es posible que en el caso de una nueva oleada, "el virus sea mucho menos agresivo"**. "La replicación es un elemento fundamental para un virus. Este infecta para poder replicarse en las células del huésped. Si esta acción, como observamos, no ocurre de manera eficiente, puede deberse a varios motivos. Podría ser a causa de una mínima mutación genética que todavía no vemos y que quizá veamos en el futuro próximo. O por cualquier otro factor que no favorece la infección violentísima que veíamos al principio".

"En la primera fase hacía mucho más daño porque había llegado a un huésped, el ser humano, que para él era desconocido. Ahora hay una adaptación, de uno con el otro. Es posible que este sea un dato muy positivo de cara al futuro. Porque, aunque en los próximos meses el SARS-CoV-2 se reactivase, el virus sería mucho menos agresivo", insistió.

Y agregó: "No tiene nada que ver con la inmunidad de grupo. La debilidad del virus es algo independiente del hecho de que se pueda desarrollar inmunidad contra él. Se trata de una adaptación del SARS-CoV-2 a los seres humanos"

Con las nuevas observaciones, al experto le preocupa más una nueva epidemia por un nuevo virus que la evolución de la pandemia actual "destinada a apagarse". **"Nadie puede saber con seguridad si habrá una nueva ola de contagio, lo temíamos con el SARS, pero no ha ocurrido y, por el contrario, el virus ha desaparecido. En lo que respecta al SARS-CoV-2, puede haber brotes locales y será decisivo cómo reaccionemos, aislándolos, identificando contactos y confiando los pacientes a la medicina local para que salgan de los hospitales solo ante posibles casos graves"**, aseguró Clementi.

¡Los niños tienen el doble de posibilidades de morir por vacunación que por coronavirus, que han muerto 22!

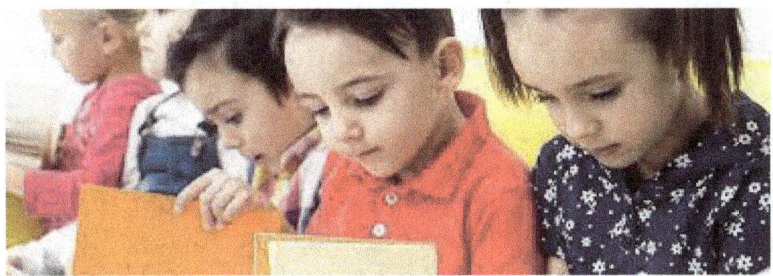

Lección magistral de la empresaria y científica de datos Inés Sainz en la Redacción Abierta de El Toro TV, poniendo de manifiesto el absurdo de vacunar a los niños, como pretende el Gobierno.

Población mundial: 7,8 billones, infectados de coronavirus: 172.000.500; muertos: 3.700.000; letalidad: 2,15; mortalidad: 0,047. El 99,95 de la población sobrevive. La vacunación no es necesaria.

De 0 a 19 años: ha habido 22 muertes. Casos diagnosticados: 56.959. Número de niños y jóvenes entre esas edades: 9 millones. Letalidad: 0,00033. Mortalidad: 0,00023.

A los niños y jóvenes, les afecta 650 veces menos.

Vacunación en Europa: 171.000.000. Muertos por vacunación: 12.000.

Los niños tienen el doble de posibilidades de morir por vacunación que de coronavirus. ¡Dejen a los niños en paz!

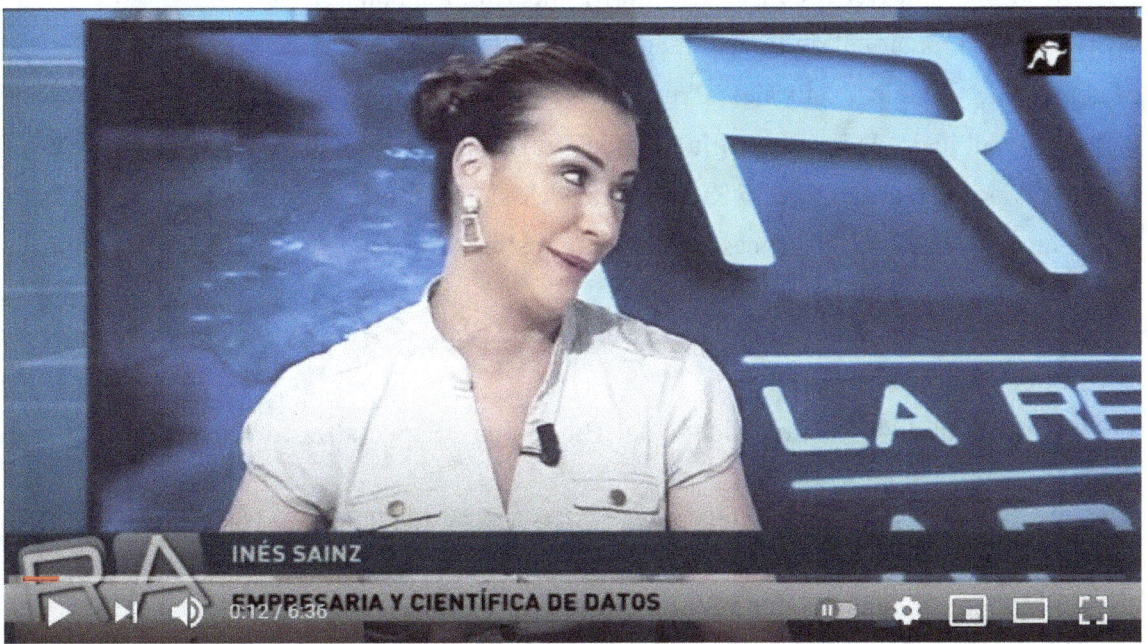

Redacción Abierta_ Datos KOBiD_B4Kun4s
https://youtu.be/-IxcgpMDWQM

¡Paren la vacunación masiva!

Publicamos en rigurosa exclusiva en Rambla Libre el siguiente texto de científicos de todo el mundo pidiendo que se pare la vacunación masiva.

Vacunación masiva contra el SARS-CoV-2: preguntas urgentes sobre la seguridad de las vacunas que exigen respuestas de las agencias internacionales de salud, las autoridades reguladoras, los gobiernos y los desarrolladores de vacunas

Roxana Bruno[1], Peter A. McCullough[2], Teresa Forcades i Vila[3], Alexandra Henrion-Caude[4], Teresa García- Gasca[5], Galina PAG. Zaitzeva[6], Salida Sacerdote[7], María J. Martínez Albarracín[8], Alejandro Sousa-Escandon[9], Fernando LópezMirones[10], Bartomeu Payeras Cifre[11], Almudena Zaragoza Velilla[10], Leopoldo M. Borini[1], Mario Mas[1], Ramiro Salazar[1], Edgardo Schinder[1], Eduardo A. Yahbes[1], Marcela Witt[1], Mariana Salmeron[1], Patricia Fern´andez[1], Miriam M. Marchesini[1], Alberto J. Kajihara[1], Marisol V. de la Riva[1], Patricia J. Chimeno[1], Paola A. Grellet[1], Matelda Lisdero[1], Pamela Mas[1], Abelardo J. Gatica Baudo[12], Elisabeth Retamoza[12], Oscar Botta[13], Chinda C. Brandolino[13], Javier Sciuto[14], Mario Cabrera Avivar[14], Mauricio Castillo[15], Patricio Villarroel[15], Emilia P. Poblete Rojas[15], Bárbara Aguayo[15], Dan I. Macías Flores[15], Jose V. Rossel[16], Julio C. Sarmiento[17], Victor Andrade-Sotomayor[17], Wilfredo R. Stokes Baltazar[18], Virna Cedeño Escobar[19], Ulises Arruá[20], Atilio Farina del Río[21], Tatiana Campos Esquivel[22], Patricia Callisperis[23], María Eugenia Barrientos[24], Christian Fiala[25], Karina Acevedo-Whitehouse[5], *.

1 Epidemiólogos Argentinos Metadisciplinarios. Argentina.

2 Centro Médico de la Universidad de Baylor. Dallas, Texas. EE.UU.

3 Monestir de Sant Benet de Montserrat, Montserrat. España

4 Instituto Internacional de Investigaciones Simplissima. Mauricio.

5 Facultad de Ciencias Naturales. Universidad Autónoma de Quer´etaro. México.

6 Profesor jubilado de inmunología médica. Universidad de Guadalajara. México.

7 Médicos por la Verdad Puerto Rico. Centro Médico Ashford, San Juan. Puerto Rico.

8 Profesor Jubilado de Procesos de Diagnóstico Clínico. Universidad de Murcia. España.

9 Hospital Comarcal de Monforte, Universidad de Santiago de Compostela, España.

10 Biólogos por la Verdad. España.

11 Biólogo jubilado. Universidad de Barcelona. Especializado en Microbiología. España.

12 Centro de Medicina Integrativa MICAEL (Medicina Integrativa Centro Antroposófico Educando en Li- bertad). Argentina.

13 METROedicos pago la Verdad. Argentina. ´

14 Médicos por la Verdad. Uruguay.

15 Médicos por la Libertad. Chile.

16 Médico, especialista en ortopedia. Chile.

17 Médicos por la Verdad. Perú.

18 Médicos por la Verdad. Guatemala.

19 Centro Delaware Biotecnologías O´micas (CEBIOMICA) - Concepto Azul Ecuador.

20 Médicos por la Verdad. Brasil.

21 Médicos por la Verdad. Paraguay.

22 Médicos por la Verdad. Costa Rica.

23 Médicos por la Verdad. Bolivia.

24 Médicos por la Verdad. El Salvador.

25 Gynmed Ambulatorium, Viena. Austria.

*Autor correspondiente

Resumen

Desde el inicio del brote de COVID-19, la carrera por probar nuevas plataformas diseñadas para conferir inmunidad contra el SARS-CoV-2 ha sido desenfrenada y sin precedentes, lo que ha llevado a la autorización de emergencia condicional de varias vacunas. A pesar de los avances en la terapia temprana con múltiples fármacos para los pacientes con COVID-19, el mandato actual es inmunizar a la población mundial lo más rápido posible. La falta de pruebas exhaustivas en animales antes de los ensayos clínicos y la autorización basada en los datos de seguridad generados durante los ensayos que duraron menos de 3,5 meses plantean dudas sobre la seguridad de las vacunas. El papel recientemente identificado de la glicoproteína Spike del SARS-CoV-2 para inducir el daño endotelial característico de COVID-19, incluso en ausencia de infección, es extremadamente relevante dado que la mayoría de las vacunas autorizadas inducen la producción endógena de Spike. Dada la alta tasa de aparición de efectos adversos que se han informado hasta la fecha, así como el potencial de mejora de la enfermedad impulsada por la vacuna, inmunopatología Th2, autoinmunidad y evasión inmune, existe la necesidad de una mejor comprensión de los beneficios y riesgos de la vacunación masiva, particularmente en grupos excluidos de los ensayos clínicos. A pesar de los llamados a la precaución, las organizaciones de salud y las autoridades gubernamentales han minimizado o ignorado los riesgos de la vacunación contra el SARS-CoV-2. Como ocurre con cualquier programa biomédico de investigación, la seguridad de los datos particularmente en grupos excluidos de los ensayos clínicos. A pesar de los llamados a la precaución, las organizaciones de salud y las autoridades gubernamentales han minimizado o ignorado los riesgos de la vacunación contra el SARS-CoV-2. Como ocurre con cualquier programa biomédico de investigación, la seguridad de los datos particularmente en grupos excluidos de los ensayos clínicos. A pesar de los llamados a la precaución, las organizaciones de salud y las autoridades gubernamentales han minimizado o ignorado los riesgos de la vacunación contra el SARS-CoV-2. Como ocurre con cualquier programa biomédico de investigación, la seguridad de los datos las juntas de monitoreo (DSMB) y los comités de adjudicación de eventos (EAC), deben promulgar la mitigación de riesgos. Si los DSMB y los EAC no lo hacen, pediremos una pausa en la vacunación masiva. Si no existen DSMB y EAC, entonces la vacunación debe detenerse inmediatamente, en particular para los grupos demográficos con mayor riesgo de muerte asociada a la vacuna o efectos adversos graves, durante el tiempo que sea necesario para reunir estas juntas y comenzar evaluaciones críticas e independientes. Instamos al diálogo pluralista en el contexto de las políticas de salud, haciendo hincapié en cuestiones críticas que requieren respuestas urgentes, especialmente si queremos evitar una erosión global de la confianza pública en la ciencia y la salud pública.

Introducción

Desde que COVID-19 fue declarado pandemia en marzo de 2020, se han reportado más de 150 millones de casos y 3 millones de casos de muertes por o con SARS-CoV-2 en todo el mundo. A pesar de los avances en el tratamiento ambulatorio temprano con múltiples fármacos para pacientes de alto riesgo, lo que resultó en una reducción del 85% en las hospitalizaciones y muertes por COVID-19 [1], el paradigma actual de control es la vacunación masiva. Si bien reconocemos el esfuerzo involucrado en el desarrollo, producción y autorización de emergencia de las vacunas SARS-CoV-2, nos preocupa que los riesgos hayan sido minimizados o ignorados por las organizaciones de salud y las autoridades gubernamentales, a pesar de los llamados a la precaución [2-8].

Las vacunas para otros coronavirus nunca han sido aprobadas para humanos, y los datos generados en el desarrollo de vacunas contra coronavirus diseñadas para provocar anticuerpos neutralizantes muestran que pueden empeorar la enfermedad COVID-19 a través de la mejora dependiente de anticuerpos (ADE) y la inmunopatología Th2, independientemente de la plataforma de vacunas y el método de administración [9-11]. Se sabe que la mejora de la enfermedad impulsada por la vacuna en animales vacunados contra el SARS-CoV y MERS-CoV se produce después de la exposición viral, y se ha atribuido a los complejos inmunes y la captura viral mediada por Fc por los macrófagos, que aumentan la activación y la inflamación de las células T [11-13].

En marzo de 2020, los inmunólogos en vacunas y los expertos en coronavirus evaluaron los riesgos de la vacuna contra el SARS-CoV-2 basándose en los ensayos de la vacuna contra el SARS-CoV en modelos animales. El grupo de expertos concluyó que la ADE y la inmunopatología eran una preocupación real, pero afirmó que su riesgo era insuficiente para retrasar los ensayos clínicos, aunque sería necesario un seguimiento continuo [14]. Si bien no hay pruebas claras de la aparición de EAM e inmunopatología relacionada con la vacuna en voluntarios inmunizados con vacunas contra el SARS-CoV-2 [15], los ensayos de seguridad hasta la fecha no han abordado específicamente estos efectos adversos graves (EAG). Dado que el seguimiento de los voluntarios no superó los 2-3,5 meses después de la segunda dosis [16-19], es poco probable que se hubiera observado tal EAG. A pesar de los errores en los informes, no se puede ignorar que incluso teniendo en cuenta el número de vacunas administradas, Según el Sistema de Notificación de Efectos Adversos de las Vacunas (VAERS, por sus siglas en inglés) de EE. UU., el número de muertes por millón de dosis de vacuna administradas se ha multiplicado por más de diez. Creemos que existe una necesidad urgente de un diálogo científico abierto sobre la seguridad de las vacunas en el contexto de la inmunización a gran escala. En este artículo, describimos algunos de los riesgos de la vacunación masiva en el contexto de los criterios de exclusión del ensayo de fase 3 y discutimos el SAE informado en los sistemas de registro de efectos adversos nacionales y regionales. Destacamos las preguntas sin respuesta y llamamos la atención sobre la necesidad de un enfoque más cauteloso de la vacunación masiva.

Criterios de exclusión del ensayo de fase 3 del SARS-CoV-2

Con pocas excepciones, los ensayos de la vacuna contra el SARS-CoV-2 excluyeron a los ancianos [16-19], lo que hizo imposible identificar la aparición de eosinofilia posvacunación y aumento de la inflamación en los ancianos. Los estudios de las vacunas contra el SARS-CoV mostraron que los ratones ancianos inmunizados tenían un riesgo particularmente alto de riesgo de muerte.

Inmunopatología Th2 [9,20]. A pesar de esta evidencia y los datos extremadamente limitados sobre la seguridad y eficacia de las vacunas contra el SARS-CoV-2 en los ancianos, las campañas de vacunación masiva se han centrado en este grupo de edad desde el principio. La mayoría de los ensayos también excluyeron a voluntarias embarazadas y lactantes, así como a aquellas con enfermedades crónicas y graves como tuberculosis, hepatitis C, autoinmunidad, coagulopatías, cáncer e inmunosupresión [16-29], aunque a estas receptoras se les ofrece ahora la vacuna en la premisa de la seguridad.

Otro criterio de exclusión de casi todos los ensayos fue la exposición previa al SARS-CoV-2. Esto es lamentable, ya que negó la oportunidad de obtener información extremadamente relevante sobre el ADE posterior a la vacunación en personas que ya tienen anticuerpos anti-SARS-Cov-2. Hasta donde sabemos, ADE no está siendo monitoreado sistemáticamente para ningún grupo de edad o condición médica al que actualmente se le administra la vacuna.Además, a pesar de que una proporción sustancial de la población ya tiene anticuerpos [21], las pruebas para determinar el estado de los anticuerpos contra el SARS-CoV-2 antes de la administración de la vacuna no se realizan de forma rutinaria.

¿Pasarán desapercibidos los efectos adversos graves de las vacunas contra el SARS-CoV-2?

COVID-19 abarca un amplio espectro clínico, que va desde patología pulmonar muy leve a grave y enfermedad multiorgánica mortal con desregulación inflamatoria, cardiovascular y de la coagulación sanguínea [22-24]. En este sentido, los casos de EAM o inmunopatología relacionados con la vacuna serían clínicamente indistinguibles del COVID-19 grave [25]. Además, incluso en ausencia del virus SARS-CoV-2, la glucoproteína Spike sola causa daño endotelial e hipertensión in vitro e in vivo en hámsteres sirios al regular negativamente la enzima convertidora de angiotensina 2 (ACE2) y deteriorar la función mitocondrial [26]. Aunque estos hallazgos deben confirmarse en humanos, las implicaciones de este hallazgo son asombrosas, ya que todas las vacunas autorizadas para uso de emergencia se basan en la administración o inducción de la síntesis de glicoproteínas de Spike. En el caso de las vacunas de ARNm y las vacunas vectorizadas con adenovirus, ni un solo estudio ha examinado la duración de la producción de Spike en humanos después de la vacunación. Bajo el principio de precaución, es parsimonioso considerar que la síntesis de Spike inducida por la vacuna podría causar signos clínicos de COVID-19 grave y, erróneamente, contabilizarse como nuevos casos de infecciones por SARS-CoV-2. Si es así, es posible que nunca se reconozcan los verdaderos efectos adversos de la actual estrategia mundial de vacunación a menos que los estudios examinen específicamente esta cuestión. Ya existe evidencia no causal de aumentos temporales o sostenidos en las muertes por COVID-19 luego de la vacunación en algunos países (Fig. 1) y a la luz de la patogenicidad de Spike, estas muertes deben ser estudiadas en profundidad para determinar si están relacionadas con la vacunación. ni un solo estudio ha examinado la duración de la producción de Spike en humanos después de la vacunación. Bajo el principio de precaución, es parsimonioso considerar que la síntesis de Spike inducida por la vacuna podría causar signos clínicos de COVID-19 grave y, erróneamente, contabilizarse como nuevos casos de infecciones por SARS-CoV-2. Si es así, es posible que nunca se reconozcan los verdaderos efectos adversos de la actual estrategia mundial de vacunación a menos que los estudios examinen específicamente esta cuestión. Ya existe evidencia no causal de aumentos temporales o sostenidos en las muertes por COVID-19 luego de la vacunación en algunos países (Fig. 1) y a la luz de la patogenicidad de Spike, estas muertes deben ser estudiadas en profundidad para determinar si están relacionadas con la vacunación. ni un solo estudio ha examinado la duración de la producción de Spike en humanos después de la vacunación. Bajo el principio de precaución, es parsimonioso considerar que la síntesis de Spike inducida por la vacuna podría causar signos clínicos de COVID-19 grave y, erróneamente, contabilizarse como nuevos casos de infecciones por SARS-CoV-2. Si es así, es posible que nunca se reconozcan los verdaderos efectos adversos de la actual estrategia mundial de vacunación a menos que los estudios examinen específicamente esta cuestión. Ya existe evidencia no causal de aumentos temporales o sostenidos en las muertes por COVID-19 luego de la vacunación en algunos países (Fig. 1) y a la luz de la patogenicidad de Spike, estas muertes deben ser estudiadas en profundidad para determinar si están relacionadas con la vacunación.

Reacciones adversas imprevistas a las vacunas contra el SARS-CoV-2

Otro tema crítico a considerar dada la escala global de la vacunación contra el SARS-CoV-2 es la autoinmunidad. El SARS-CoV-2 tiene numerosas proteínas inmunogénicas, y todos menos uno de sus epítopos inmunogénicos tienen similitudes con las proteínas humanas [27]. Estos pueden actuar como una fuente de antígenos, lo que conduce a la autoinmunidad [28]. Si bien es cierto que se podrían observar los mismos efectos durante la infección natural por el SARS-CoV-2, la vacunación está destinada a la mayor parte de la población mundial, mientras que se estima que solo el 10% de la población mundial ha sido infectada por el SARS-CoV. -2, según el Dr. Michael Ryan, jefe de emergencias de la Organización Mundial de la Salud. No hemos podido encontrar pruebas de que ninguna de las vacunas autorizadas actualmente haya examinado y excluido epítopos inmunogénicos homólogos para evitar una posible autoinmunidad debido al cebado patógeno.

Ya se han notificado algunas reacciones adversas, incluidos trastornos de la coagulación sanguínea, en personas vacunadas sanas y jóvenes. Estos casos llevaron a la suspensión o cancelación del uso de vectores adenovirales.

Vacunas ChAdOx1-nCov-19 y Janssen autorizadas en algunos países. Ahora se ha propuesto que la vacunación con ChAdOx1-nCov-19 puede producir trombocitopenia trombótica inmune (VITT) mediada por anticuerpos activadores de plaquetas contra el factor plaquetario-4, que simula clínicamente la trombocitopenia autoinmune inducida por heparina [29]. Desafortunadamente, el riesgo se pasó por alto al autorizar estas vacunas, aunque la trombocitopenia inducida por adenovirus se conoce desde hace más de una década, y ha sido un evento consistente con los vectores adenovirales [30]. El riesgo de VITT sería presumiblemente mayor en aquellos que ya tienen riesgo de coágulos sanguíneos, incluidas las mujeres que usan anticonceptivos orales [31], por lo que es imperativo que los médicos asesoren a sus pacientes en consecuencia.

A nivel de población, también podría haber impactos relacionados con las vacunas. El SARS-CoV-2 es un virus de ARN de rápida evolución que hasta ahora ha producido más de 40.000 variantes [32,33], algunas de las cuales afectan al dominio antigénico de la glicoproteína Spike [34,35]. Dadas las altas tasas de mutación, la síntesis inducida por la vacuna de altos niveles de anticuerpos anti-SARS-CoV-2-Spike podría teóricamente conducir a respuestas subóptimas contra infecciones subsecuentes por otras variantes en individuos vacunados [36], un fenómeno conocido como "antigénico original sin "[37] o cebado antigénico [38]. Se desconoce hasta qué punto las mutaciones que afectan la antigenicidad del SARS-CoV-2 se fijarán durante la evolución viral [39], pero las vacunas podrían actuar como fuerzas selectivas que impulsan variantes con mayor infectividad o transmisibilidad. Teniendo en cuenta la gran similitud entre las variantes conocidas del SARS-CoV-2, este escenario es poco probable [32,34], pero si las variantes futuras difirieran más en los epítopos clave, la estrategia de vacunación global podría haber ayudado a dar forma a un virus aún más peligroso. Este riesgo se ha señalado recientemente a la atención de la OMS en una carta abierta [40].

Discusión

Los riesgos descritos aquí son un obstáculo importante para continuar con la vacunación mundial contra el SARS-CoV-2. Se necesita evidencia sobre la seguridad de todas las vacunas contra el SARS-CoV-2 antes de exponer a más personas al riesgo de estos experimentos, ya que lanzar una vacuna candidata sin tiempo para comprender completamente el impacto resultante en la salud podría conducir a una exacerbación de la actual crisis mundial. [41]. La estratificación del riesgo de los receptores de la vacuna es fundamental. Según el gobierno del Reino Unido, las personas menores de 60 años tienen un riesgo extremadamente bajo de morir por COVID-19.[1]. Sin embargo, según Eudravigillance, la mayoría de los efectos adversos graves tras la vacunación contra el SARS-CoV-2 se producen en personas de 18 a 64 años. Es especialmente preocupante el calendario de vacunación planificado para niños de 6 años o más en los Estados Unidos y el Reino Unido. El Dr. Anthony Fauci anticipó recientemente que los adolescentes de todo el país serán vacunados en otoño y los niños más pequeños a principios de 2022, y el Reino Unido está esperando los resultados de los ensayos para comenzar la vacunación de 11 millones de niños menores de 18 años. No existe una justificación científica para someter a niños sanos a vacunas experimentales, dado que los Centros para el Control y la Prevención de Enfermedades estiman que tienen una tasa de supervivencia del 99,997% si se infectan con el SARS-CoV-2. COVID-19 no solo es irrelevante como amenaza para este grupo de edad, pero no hay evidencia confiable que apoye la eficacia o efectividad de la vacuna en esta población o para descartar efectos secundarios dañinos de estas vacunas experimentales. En este sentido, cuando los médicos aconsejan a los pacientes sobre la administración electiva de la vacuna COVID-19, existe una gran necesidad de comprender mejor los beneficios y los riesgos de la administración, particularmente en los grupos poco estudiados.

En conclusión, en el contexto de la autorización de uso de emergencia apresurada de las vacunas contra el SARS-CoV-2, y las brechas actuales en nuestra comprensión de su seguridad, se deben plantear las siguientes preguntas:

- ¿Se sabe si los anticuerpos de reacción cruzada de infecciones previas por coronavirus o los anticuerpos inducidos por vacunas pueden influir en el riesgo de patogénesis no intencionada después de la vacunación con COVID-19?

- ¿Se ha revelado claramente a los receptores de la vacuna el riesgo específico de ADE, inmunopatología, autoinmunidad y reacciones adversas graves para cumplir con el estándar de ética médica de comprensión del paciente para el consentimiento informado? Si no es así, ¿cuáles son las razones y cómo podría implementarse?

- ¿Cuál es la justificación para administrar la vacuna a todas las personas cuando el riesgo de morir por COVID-19 no es igual entre los grupos de edad y las condiciones clínicas y cuando los ensayos de fase 3 excluyeron a los ancianos, los niños y las condiciones específicas frecuentes?

- ¿Cuáles son los derechos legales de los pacientes si se ven perjudicados por una vacuna contra el SARS-CoV-2? ¿Quién cubrirá los costos del tratamiento médico? Si las reclamaciones se liquidaran con dinero público, ¿se ha informado al público de que se ha concedido inmunidad a los fabricantes de vacunas y se ha transferido a los contribuyentes su responsabilidad de indemnizar a los perjudicados por la vacuna?

Si los programas de vacunación en todo el mundo no instituyen juntas independientes de monitoreo de seguridad de datos (DSMB), comités de adjudicación de eventos (EAC) y promulgan mitigación de riesgos, pediremos una pausa en el programa de vacunación masiva. Si los DSMB y EAC no existen actualmente, como sería imperativo para cualquier programa biomédico de investigación, entonces la vacunación debe detenerse inmediatamente para aquellos grupos demográficos con mayor riesgo de muerte asociada a la vacuna o efectos adversos graves, durante el tiempo que lleva ensamblar estos juntas y comités y comenzar sus evaluaciones.

En el contexto de estas preocupaciones, proponemos abrir un diálogo urgente, pluralista, crítico y con base científica sobre la vacunación contra el SARS-CoV-2 entre científicos, médicos, agencias internacionales de salud, autoridades reguladoras, gobiernos y desarrolladores de vacunas.

Esta es la única forma de salvar la brecha actual entre la evidencia científica y la política de salud pública con respecto a las vacunas contra el SARS-CoV-2. Estamos convencidos de que la humanidad merece una comprensión más profunda de los riesgos que lo que actualmente se promociona como posición oficial. Un diálogo científico abierto es urgente e indispensable para evitar la erosión de la confianza pública en la ciencia y la salud pública y para asegurar que la OMS y las autoridades sanitarias nacionales protejan los intereses de la humanidad durante la pandemia actual. Devolver la política de salud pública a la medicina basada en la evidencia, confiar en una evaluación cuidadosa de la investigación científica relevante, es urgente. Es imperativo seguir la ciencia.

Declaración de conflicto de interés

Los autores declaran que la investigación se llevó a cabo en ausencia de relaciones comerciales o financieras que pudieran interpretarse como un posible conflicto de intereses.

Referencias

1. McCullough PA, Alexander PE, Armstrong R, et al. Tratamiento multifacético secuencial altamente dirigido de la infección temprana ambulatoria de alto riesgo por SARS-CoV-2 (COVID-19). Rev Cardiovasc Med (2020) 21: 517–530. doi: 10.31083 / j.rcm.2020.04.264
2. Arvin AM, Fink K, Schmid MA y col. Una perspectiva sobre la potenciación potencial dependiente de anticuerpos del SARS-CoV-2. Nature (2020) 484: 353–363. doi: 10.1038 / s41586-020-2538-8
3. Coish JM, MacNeil AJ. ¿Fuera de la sartén y en el fuego? Debida diligencia garantizada para ADE en COVID-19. Los microbios infectan (2020) 22 (9): 405-406. doi: 10.1016 / j.micinf.2020.06.006
4. Eroshenko N, Gill T, Keaveney ML, et al. Implicaciones de la intensificación de la infección dependiente de anticuerpos para las contramedidas del SARS-CoV-2. Nature Biotechnol (2020) 38: 788–797. doi: 10.1038 / s41587-020-0577-1
5. Polonia GA. Tortugas, liebres y vacunas: una nota de advertencia para el desarrollo de la vacuna contra el SARS-CoV-2.

Vacuna (2020) 38: 4219–4220. doi: 10.1016 / j.vaccine.2020.04.073

1. Shibo J. No se apresure a implementar vacunas y medicamentos COVID-19 sin suficientes garantías de seguridad.

Naturaleza (2000) 579.321. doi: 10.1038 / d41586-020-00751-9

1. Muñoz FA, Cramer JP, Dekker CL, et al. Enfermedad potenciada asociada a la vacuna: definición de caso y pautas para la recopilación, el análisis y la presentación de datos sobre la seguridad de la inmunización. Vacuna (2021) https://doi.org/10.1016/j.vaccine.2021.01.055
2. Cardozo T, Veazey R. Divulgación de consentimiento informado a sujetos de ensayos de vacunas con riesgo de que las vacunas COVID-19 empeoren la enfermedad clínica. Int J Clin Pract (2020) 28: e13795. doi: 10.1111 / ijcp.13795

3. Bolles D, Long K, Adnihothram S, et al. Una vacuna contra el síndrome respiratorio agudo agudo doblemente inactivada de corovirus proporciona una protección incompleta en ratones e induce una mayor respuesta pulmonar proinflamatoria eosinofílica tras la exposición. J Virol (2001) 85: 12201-12215. doi: 10.1128 / JVI.06048-11

4. Weingartl H, Czub M, Czub S, et al. Inmunización con el virus vaccinia modificado La vacuna recombinante basada en Ankarab contra el síndrome respiratorio agudo severo se asocia con un aumento de la hepatitis en hurones. J Virol (2004) 78: 12672–12676. doi: 10.1128 / JVI.78.22.12672-12676.2004

5. Tseng CT, Sbrana E, Iwata-Yoshikawa N, et al. La inmunización con las vacunas contra el coronavirus del SARS conduce a la inmunopatología pulmonar al enfrentarse al virus del SARS. PLoS One (2012) 7 (4): e35421. doi: 10.1371 / journal.pone.0035421

6. Iwasaki A, Yang Y. El peligro potencial de respuestas de anticuerpos subóptimas en COVID-19. Nat Rev Immunol (2020) 20: 339–341. doi: 10.1038 / s41577-020-0321-6

7. Vennema H, de Groot RJ, Harbour DA, et al. Muerte temprana después de la exposición al virus de la peritonitis infecciosa felina debido a la inmunización con el virus vaccinia recombinante. J Virol (1990) 64: 1407-1409

8. Lambert PH, Ambrosino DM, Andersen SR, et al. Informe resumido de consenso para la reunión de CEPI / BC del 12 al 13 de marzo de 2020: Evaluación del riesgo de mejora de la enfermedad con las vacunas COVID-19. Vacuna (2020) 38 (31): 4783-4791. doi: 10.1016 / j.vaccine.2020.05.064

9. de Alwis R, Chen S, Gan S, et al. Impacto de la mejora inmunológica en Covid-19 policlonal hiperinmuneterapia con globulinas y desarrollo de vacunas. EbioMedicine (2020) 55: 102768. doi: 10.1016 / j.ebiom.2020.102768

10. Folegatti PM, Ewer KJ, Aley PK, et al. Seguridad e inmunogenicidad de la vacuna ChAdOx1 nCoV-19 contra el SARS-CoV-2: un informe preliminar de un ensayo controlado aleatorio, simple ciego, de fase 1/2. Lancet (2020) 396: 467–783. doi: 10.1016 / S0140-6736 (20) 31604-4

11. Polack FP, Thomas SJ, Kitchin N. Seguridad y eficacia de la vacuna BNT162b2 mRNA Covid-19. N Engl J Med (2020) 383: 2603–2615. doi: 10.1056 / NEJMoa2034577

12. Ramasamy MN, Minassian AM, Ewer KJ, et al. Seguridad e inmunogenicidad de la vacuna ChAdOx1 nCoV-19 administrada en un régimen de refuerzo primario en adultos jóvenes y ancianos (COV002): un ensayo simple ciego, aleatorizado, controlado, de fase 2/3. Lancet (2021) 396: 1979–93. doi: 10.1016 / S0140-6736 (20) 32466-1

13. Chu L, McPhee R, Huang W y col. Grupo de estudio mRNA-1273. Un informe preliminar de un ensayo de fase 2 controlado aleatorio de la seguridad e inmunogenicidad de la vacuna mRNA-1273 SARS-CoV-2. Vacuna (2021) S0264-410X (21) 00153-5. doi: 10.1016 / j.vaccine.2021.02.007

14. Liu L, Wei Q, Lin Q y col. La IgG anti-picos causa una lesión pulmonar aguda grave al sesgar las respuestas de los macrófagos durante la infección aguda por SARS-CoV. JCI Insight (2019) 4 (4): e123158. doi: 10.1172 / jci.insight.123158.

15. Ioannidis PA. Tasa de mortalidad por infección de COVID-19 inferida de los datos de seroprevalencia. Bull WHO (2021) 99: 19–33F. http://dx.doi.org/10.2471/BLT.20.265892

16. Martines RB, Ritter JM, Matkovic E, et al. Patología y patogenia del SARS-CoV-

2 Asociado con la enfermedad mortal por coronavirus, Enfermedad infecciosa emergente de los Estados Unidos (2020) 26: 2005-2015. doi: 10.3201 / eid2609.202095

1. Wu Z, McGoogan JM. Características y lecciones importantes del brote de enfermedad de coronavirus 2019 (COVID-19) en China: resumen de un informe de 72 314 casos del Centro Chino para el Control y la Prevención de Enfermedades. JAMA (2020) 323: 1239-1242. doi: 10.1001 / jama.2020.2648

2. Xu Z, Shi L, Wang Y y col. Hallazgos patológicos de COVID-19 asociados con síndrome de dificultad respiratoria aguda. Lancet Respiratory Med (2020) 8: 420-422 doi: 10.1016 / S2213-2600 (20) 30076-X

3. Negro F. ¿La mejora dependiente de anticuerpos juega un papel en la patogénesis de COVID-19? Semanario médico suizo (2020) 150: w20249. doi: 10.4414 / smw.2020.20249

4. Lei Y, Zhang J, Schiavon CR et al., Spike Protein deteriora la función endotelial a través de la regulación a la baja de ACE 2. Circulation Res (2021) 128: 1323-1326. https://doi.org/10.1161/CIRCRESAHA.121.318902

5. Lyons-Weiler J. El cebado patógeno probablemente contribuya a enfermedades graves y críticas y a la mortalidad en COVID-19 a través de la autoinmunidad, J Translational Autoinmunity (2020) 3: 100051. doi: 10.1016 / j.jtauto.2020.100051

6. An H, Park J. Molecular Mimicry Map (3M) de SARS-CoV-2: Predicción de epítopos de SARS-CoV-2 potencialmente inmunopatógenos a través de un nuevo enfoque inmunoinformático. bioRxiv [Preimpresión]. 12 de noviembre de 2020 [consultado el 19 de abril de 2020] https://doi.org/10.1101/2020.11.12.344424

7. Greinacher A, Thiele T, Warkentin TE, Weisser K, Kyrle PA, Eichinger S. Trombocitopenia trombótica después de la vacunación con ChAdOx1 nCov-19. N Engl J Med (2021). doi: 10.1056 / NEJMoa2104840

8. Othman M, Labelle A, Mazzetti I y col. Trombocitopenia inducida por adenovirus: el papel del factor von Willebrand y la P-selectina en la mediación del aclaramiento plaquetario acelerado. Blood (2007) 109: 2832-2839. doi: 10.1182 / sangre-2006-06-032524

9. Ortel TL. Factores de riesgo trombóticos adquiridos en el entorno de cuidados intensivos. Crit Care Med (2010) 38 (2 Suppl): S43-50. doi: 10.1097 / CCM.0b013e3181c9ccc8

10. Grubaugh ND, Petrone ME, Holmes EC. No deberíamos preocuparnos cuando un virus muta durante los brotes de enfermedades. Nat Microbiol (2020) 5: 529–530. https://doi.org/10.1038/s41564-020-0690-4

11. Greaney AJ, Starr TN, Gilchuk P y col. Mapeo completo de mutaciones en el dominio de unión al receptor de pico del SARS-CoV-2 que escapan al reconocimiento de anticuerpos. Cell Host Microbe (2021) 29: 44–57.e9. doi: 10.1016 / j.chom.2020.11.007.

12. Lauring AS, Hodcroft EB. Variantes genéticas del SARS-CoV-2: ¿qué significan? JAMA (2021) 325: 529–531. doi: 10.1001 / jama.2020.27124

13. Zhang L, Jackson CB, Mou H y col. La mutación D614G en la proteína pico SARS-CoV-2 reduce la diseminación de S1 y aumenta la infectividad. bioRxiv [Preimpresión]. 12 de junio de 2020 [consultado el 19 de abril de 2021] https://doi.org/10.1101/2020.06.12.148726

14. Korber B, Fischer WM, Gnanakaran S et al. Sheffield COVID-19 Genomics Group. Seguimiento de cambios en el pico de SARS-CoV-2: evidencia de que D614G aumenta la infectividad del virus COVID-19. Móvil (2020) 182: 812-827.e19. doi: 10.1016 / j.cell.2020.06.043
15. Francis T. Sobre la doctrina del pecado antigénico original. Proc Am Philos Soc (1960) 104: 572–578.
16. Vibroud C, Epstein SL. La primera gripe es para siempre. Science (2016) 354: 706–707. doi: 10.1126 / science.aak9816
17. Weisblum Y, Schmidt F, Zhang F y col. Escape de anticuerpos neutralizantes por variantes de proteína de pico de SARS-CoV-2. Elife (2020) 9: e61312. doi: 10.7554 / eLife.61312
18. Vanden Bossche G (6 de marzo de 2021) https://dryburgh.com/wp-content/uploads/2021/03/Geert_Vanden_Bossche_Open_Letter_WHO_March_6_2021.pdf
19. Coish JM, MacNeil AJ. ¿Fuera de la sartén y en el fuego? Debida diligencia garantizada para ADE en COVID-19. Los microbios infectan (2020) 22 (9): 405-406. doi: 10.1016 / j.micinf.2020.06.006

Figura 1: Número de nuevas muertes por COVID-19 en relación con el número de personas que han recibido al menos una dosis de vacuna en países seleccionados. El gráfico muestra los datos desde el inicio de la vacunación hasta el 3 de mayo de 2021. A) India (9,25% de la población vacunada), B) Tailandia (1,58% de la población vacunada), C) Colombia (6,79% de la población vacunada), D) Mongolia (31,65% de la población vacunada), E) Israel (62,47% de la población vacunada), F) Todo el mundo (7,81% de la población vacunada). Los gráficos se crearon utilizando datos de Our World in Data (consultado el 4 de mayo de 2021)https://github.com/owid/covid-19-data/tree/master/public/ datos / vacunas.

[1] (https://www.gov.uk/government/publications/covid-19-reported-sars-cov-2-deaths-in- inglaterra / covid-19-muertes-confirmadas-en-inglaterra-informe

Deconstruyendo a Bill Gates: A todos los idiotas les da por la ingeniería social

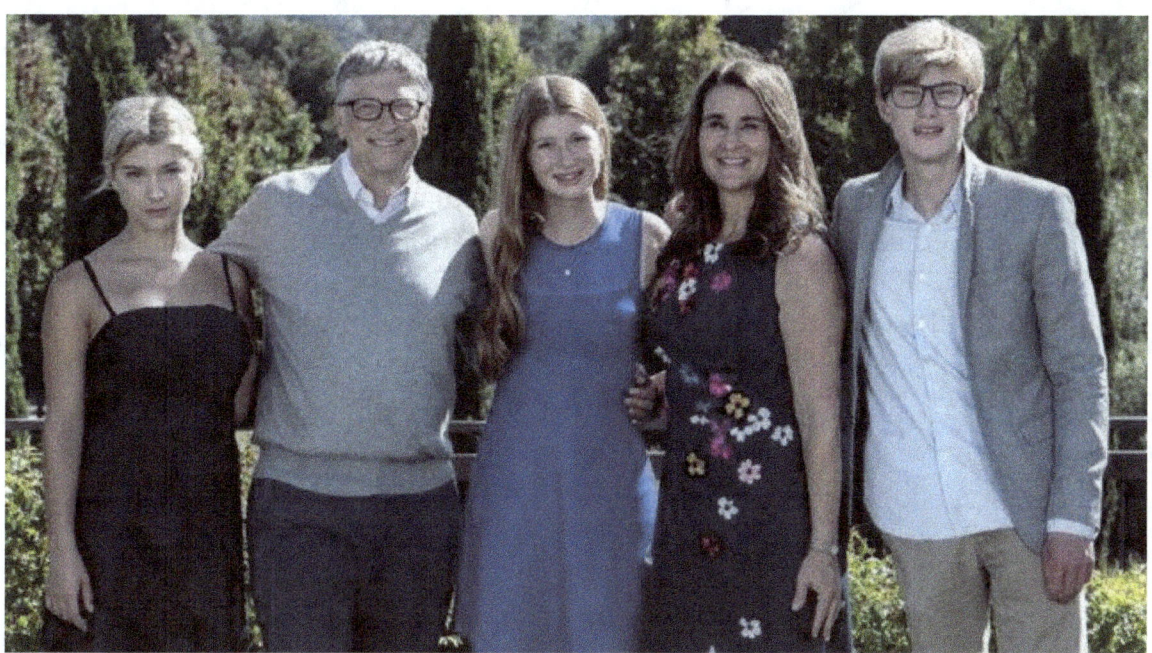

A todos los idiotas, y tiranos, que es lo mismo, les por la ingeniería social y pretendiendo hacer el bien destruyen las sociedades a su paso como Atila. Bill Gates fundó la empresa Microsoft y lanzó al mercado el sistema operativo Windows. De ahí le vino un fortunón que, según la revista Forbes, se estima en 96.6 mil millones de dólares. Podía gozar de su fortuna, o dedicarse a obras de caridad, pero le ha dado por problemas globales, como la pandemia del coronavirus, que sospechosamente la predijo en una de sus charlas mortíferas, o el calentamiento global, hipótesis errónea que el Club de Roma situó en un período de glaciación allá por el año 2000, pero como no nevaba suficiente, lo cambiaron por el calentamiento global, que es un auténtico bulo, y más aún por el cambio climático, que vale para todo y es menos comprometido.

Echemos al brebaje una angostura de Thomas Malthus, al que Bill Gates era adicto desde pequeño, pues ya lo era su padre, y una alta dosis de complejo de culpa: "No es justo que tengamos tanta riqueza cuando miles de millones de personas tienen tan poca", explicó Melinda en una de las cartas anuales de la pareja, y lo que sale es un engendro, que dicen filantrópico, por aquello de poderoso caballero es don dinero. Lo cierto es que Bill Gates y Melinda Gates, desde su extensa finca, que recibe el sobrenombre de Xanadu 2.0, y vale unos $124 millones de dólares, están empeñados en salvar el planeta reduciendo la población un 10-15%, lo cual queda bien en porcentaje pero en términos absolutos representa un montón de gente, como se le escapó a Bill Gates en una de sus charlas, aunque argumentó, en favor de las vacunas, que cuando la gente está más sana tiene menos hijos, lo cual resulta incomprensible.

Bill y Melinda, cuya historia en común comienza en 1987, tienen tres, Jennifer, Rory y Phoebe, que han sido educados todo lo espartanamente que se puede y que no son sus herederos universales, si no que a cada uno le está destinado un fondo de 10 millones de dólares, y no tuvieron móvil hasta los 14 años, al igual que han tenido prohibido los videojuegos violentos. Su primera hija, Jennifer, nació el 26 de abril de 1996 y se graduó de la Universidad de Stanford. Actualmente está inscrita en la escuela de medicina en la ciudad de Nueva York, según muestra su cuenta de Instagram. Jennifer Gates tiene una pasión por el deporte ecuestre y gracias a ello ha participado en eventos internacionales. En enero, su novio, Nayel Nassar le propuso matrimonio.

El hermano menor de Jennifer, Rory Gates, es el único varón de Bill y Melinda. Rory se graduó de la escuela preparatoria en 2018 y se inscribió en la Universidad de Chicago, según la cuenta de redes sociales de Jennifer. A pesar de la prevalencia del apellido de su familia, Rory Gates mantiene una vida relativamente privada. La tercera hija de los Gates, Phoebe Gates. Al igual que su hermano, ella mantiene un perfil bajo. La más joven de la familia ha indicado en su biografía privada de Instagram que es una estudiante en la clase de Lakeside School.

Lo de no ser los herederos universales ni tener protagonismo se debe a que los padres están metidos en "buenas causas" y desean que les sobrevivan. Resulta sospechoso que fuera tan visionario que previera el coronavirus, máxime teniendo en cuenta sus estrechas relaciones con Wi Xinping, el Partido Comunista Chino y el Instituto Virológico de Wuhan, y su cerrada defensa de la gestión china del virus, pero los medios de comunicación están controlados por accionistas comprometidos con la agenda 2030 y algunas preguntas obvias no han sido planteadas. Donald Trump era el obstáculo a derribar y se ha logrado con malas artes electorales. Una vez el camino allanado, toca salvar el planeta del apocalipsis climático, creándolo el apocalipsis humano.

Dos son las medidas estrellas, que Bill Gates, quien ha dejado la gestión directa de Microsoft para tener más tiempo para su gran causa, piensa implementar: acabar con el tráfico aéreo y con el consumo de carne animal. Para ambas, como buen ingeniero social, que usa a los hombres como concreto, necesita el apoyo de los gobiernos, cuyos dirigentes llevan en la solapa la señal de la bestia, el pin de la agenda 2030, y están dispuestos a tomar las medidas pertinentes, en nombre de acabar con el maltrato animal y con la ganadería. Según el Barómetro de Economía Agrícola más reciente, publicado por Purdue University y CME Group, más de la mitad (55%) de los productores en Estados Unidos que respondieron la encuesta mensual dijeron que esperan que las fuentes alternativas de proteínas capturen hasta el 10% del mercado combinado de animales y proteína de origen vegetal. La mayoría de los agricultores dijeron que piensan que el impacto en los ingresos agrícolas que surge de la captura de una proteína alternativa del 25% del mercado total de proteínas sería negativo, y aproximadamente cuatro de cada 10 productores dijeron que esperarían ver una disminución de los ingresos agrícolas en un 10% o más.

Los planes de Bill Gates encontrarán la resistencia de sociedades civiles ya muy debilitadas por la pandemia, en el que el cortoplacismo de las farmacéuticas y el pánico de sus dirigentes les ha permitido hacer el negocio del siglo, con la OMS de cómplice, de la que la Fundación Bill Gates y Melinda es el principal donante, y tiene un socialista marxista al frente. Veremos si las compañías aéreas están de acuerdo con ser sustituidas por trenes con literas y si los ganaderos y los consumidores ceden a la comida vegetariana en forma de proteínas vegetales y chuletones con células madre. Bill Gates quiere que los Gobiernos obliguen a sus poblaciones a tragar con sus planes megalómanos.

Los ingenieros sociales se han encontrado siempre con efectos perversos, por eso el gran filósofo Karl R. Popper proponía la ingeniería social fragmentaria, en un pequeño pueblo, por ejemplo, claro que George Soros la ha replanteado y cree que la Unión Europea es un buen escenario para ello. Han encontrado la resistencia de las poblaciones a las que intentan domesticar. La resistencia se está organizando en forma de partidos identitarios; una parte sustancial de la gente se niega a ser vacunado por las timo vacunas, que produce trombos, esterilidad y muerte. Bill Gates -y sus amigos, los amos del mundo- es muy poderoso pero no es omnipotente. Omnipotente sólo es Dios. La sociedad de amos y esclavos, a semejanza de la tiranía china, que le gusta a Bill Gates, quizás no tenga lugar y Bill Gates sea juzgado por crímenes contra la Humanidad. El futuro depende de la responsabilidad de cada uno.

La OMS, al dictado de China

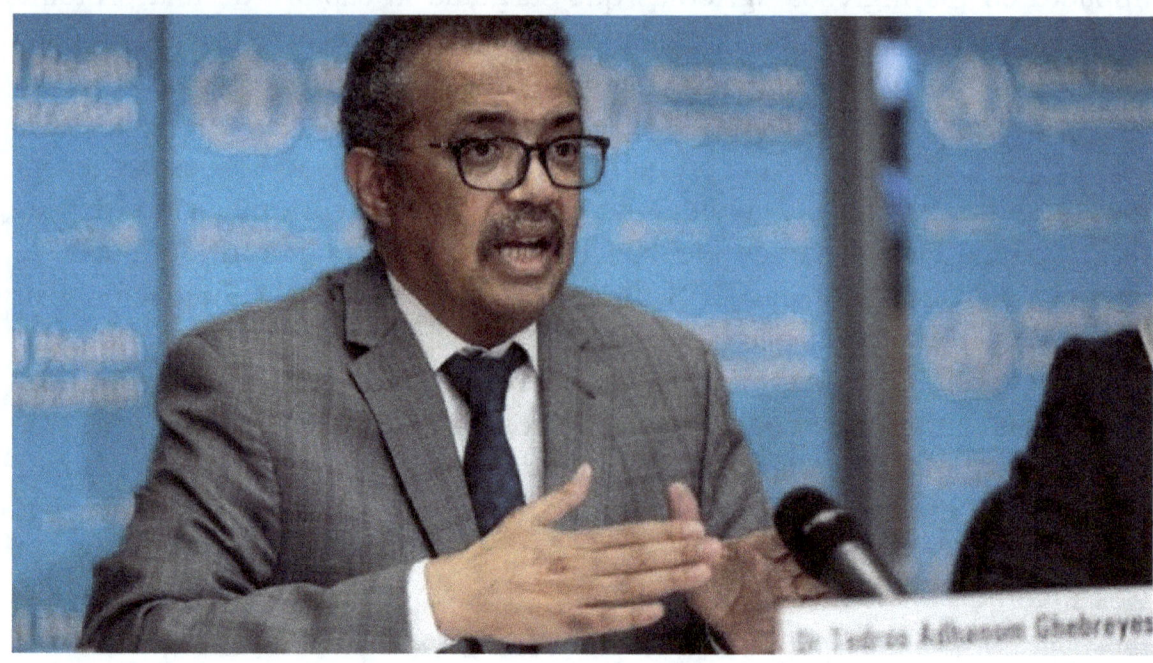

El ex presidente de Estados Unidos, **Donald Trump**, no ahorró críticas a la **Organización Mundial de la Salud (OMS)**, insistiendo en la "relación" que tiene con China. "Se equivocó", ha dicho.

"No puedo creer que esté hablando de política cuando se observa la relación que tienen con China", ha dicho Trump sobre el director general de la OMS, el polémico **Tedros Adhanom Ghebreyesus.**

Trump acusó a la Organización Mundial de la Salud (OMS) de ser **"chinocéntrica"** por las "equivocadas" recomendaciones que, en su opinión, ha dado para combatir la pandemia de coronavirus.

"La OMS ha metido la pata. Por alguna razón, (a pesar de estar) financiada ampliamente por Estados Unidos, es chinocéntrica. Revisaremos esto", dijo.

Trump criticó en concreto el consejo que dio la OMS al principio de la crisis del coronavirus de mantener las fronteras abiertas con China. **"¿Por qué nos dieron esa equivocada recomendación?"**

Julio Ariza desvela en rebeliónenlagranja.com quién es el pájaro que dirige la OMS: "¿Pero quién es realmente ese escudo tras el que todos estos irresponsables y cobardes se esconden? ¿Quién es **Tedros Adhanom?** Para empezar, este señor no es un médico (es la primera vez que la OMS es presidida por alguien que no lo es, **sino un político y exfuncionario del régimen dictatorial comunista de Etiopía,** de donde ha sido ministro de salud y de asuntos exteriores, además de miembro destacado del Frente de

Liberación Popular de Tigray, un partido socialista marxista de corte étnico".

"Este señor llegó en 2017 a la presidencia de la OMS aupado por China pese a haber sido acusado de enmascarar tres mortíferas epidemias de cólera bajo la denominación de "diarreas agudas por agua". Mientras se votaba su elección en Ginebra, grupos etíopes se manifestaban frente a la sede de la ONU para denunciar su complicidad con el régimen etíope, aliado de Venezuela, Cuba y China y que tiene en su haber innumerables y espantosas violaciones de derechos humanos, genocidios de minorías, masacres de manifestantes, torturas a disidentes y encarcelamientos políticos.

"Este señor llegó al poder en la OMS gracias **al voto de los miembros de la Unión Africana**, la mayoría de cuyos países o son violentas dictaduras o cercenan derechos y libertades, además de vivir en una corrupción endémica y estructural. Además, a este señor le hizo presidente de la OMS el lobby del régimen comunista chino, cuyo apoyo fue absolutamente explícito.

"Lo primero que hizo este señor al llegar a la presidencia de la OMS fue nombrar a **Robert Mugabe** como embajador de buena voluntad de la OMS en el mundo. Sí: han leído bien: Robert Mugabe: **uno de los más crueles, sanguinarios y corruptos dictadores africanos**, que además de promover la limpieza étnica tribal y practicar la tortura y el crimen, fue un incondicional hombre de China y un eficaz introductor de la voracidad de Pekín por las materias primas de África (un saqueo de que el continente no se recuperará).

"Este señor, antes ministro de exteriores de Etiopía y ahora Presidente de la OMS, es **una pieza más del régimen comunista de Pekín** en el tablero mundial, como en su día lo fue Mugabe.

"China es el principal socio comercial de Etiopía, y ha llevado a cabo además una multimillonaria inversión en infraestructuras en ese país, que pasará a convertirse en parte esencial de la nueva ruta de la seda.

"Este señor, entre otros servicios prestados a sus amigos de Pekín, ha vetado a Taiwan -el enemigo íntimo de la China comunista- en las sesiones de la OMS.

"Y mientras Taiwan advertía en enero del peligro de contagio en China, la OMS reclamaba no restringir los vuelos ni los intercambios comerciales con sus aliados de Pekín.

"No solo eso. La OMS, este señor, **se negó a declarar la pandemia hasta el 10 de marzo**, pese a que ya se había extendido muy significativamente a países europeos. **Italia ya estaba colapsada**. España estaba en plena expansión viral, y el Covid-19 se estaba asentando con fuerza en Francia, Alemania y Reino Unido. Asia llevaba más de un mes infectada y comenzaba a detectarse en el continente americano. Nadie entendió, por eso, esta tardanza de la OMS, salvo que la misma tuviera que ver no con la guerra contra el virus sino con la guerra de la propaganda, en la que los comunistas son unos peligrosos expertos.

"Taiwan no esperó a la OMS y detuvo el virus a tiempo.

"China ocultó al mundo los inicios del brote y ha falseado las cifras de infectados y de muertos, pero **ha ganado la batalla de la propaganda** porque la OMS, es decir, su Presidente, ha elogiado ante el mundo su transparencia y eficacia.

"La puesta al servicio de China de la OMS ha posibilitado infinidad de muertes e infecciones en el resto del mundo, y ya se ha convertido en una de las razones de la brutal crisis económica que se acaba de desatar".

El Ministerio de la verdad miente: Bill Gates como Hitler y AstraZeneca provoca trombos

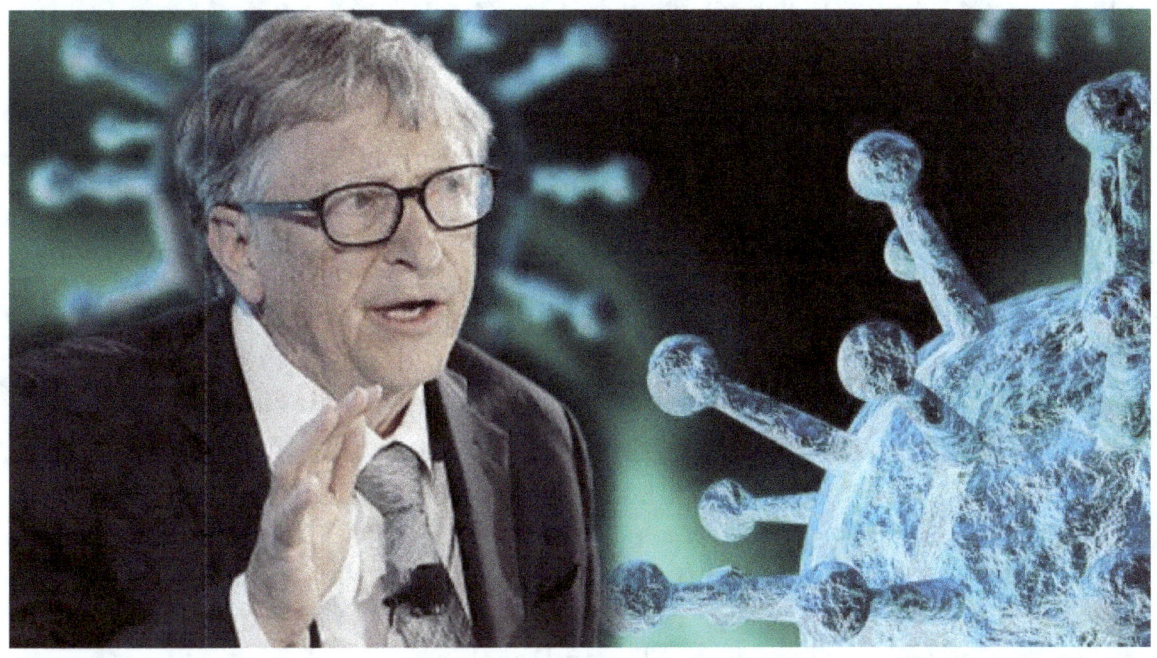

No falla: hay un elemento de contrastación infalible para conocer la verdad, basta que el Ministerio de la verdad, esa imbecilidad del verificador de Newtral, arremeta contra alguien tildándole de difusor de bulos para que sepamos que ese alguien dice la verdad, porque para el Ministerio de la verdad bulo es la transvaloración de verdad. Dice Newtral, cuya fiabilidad es nula que "sólo podemos ganar a las mentiras si somos muchos y estamos conectados". Las mentiras de Newtral tienen las patas muy cortas. Veamos. Cualquier usuario que haga una búsqueda en google sobre Médicos por la Verdad y la Catedrática María José Martínez Albarracín lo primero que se encuentra es una noticia de Newtral poniéndoles a caer de un burro de donde podemos sospechar que la asociación y la persona aludida han dado en el clavo, porque nada ofende más que la verdad y en estos tiempos de mentiras se ha hecho revolucionaria e hiriente.

Newtral incluye dos trabajos en defensa de la mentira oficial, que no han soportado el paso del tiempo y que dejar a Ana Pastor como la falsaria que es, aunque esté bien pagada por mentir. Y deja a Médicos por la Verdad como una referencia de veracidad, ¿por qué alguien se va a jugar su prestigio contra la mentira oficial, con los consabidos sinsabores que entraña, si no es por amor a la verdad, por amor a la ciencia y por un extraordinario y meritorio amor a sus semejantes? Newtral no da una, mete la pata en todos. Verifiquemos al torpe y mendaz verificador. Veamos: "Es falso que haya evidencias de que los vacunados contagian, que la futura vacuna no se haya probado previamente o que magnates como Bill Gates quieran esterilizar a la población mediante la cura contra la COVID-19". Es falso que sea falso.

"En este artículo explicamos lo que sabemos de la investigación llevada a cabo por la Universidad de Oxford y AstraZeneca para **dar con la vacuna contra la COVID-19**. Más allá de la seguridad del producto, el protocolo de este laboratorio determina que su vacuna se considerará efectiva si funciona, como mínimo, en el 50% de los voluntarios. Es lo que exigen agencias de regulación de medicamentos como la FDA de EE.UU. Hasta la fecha, en cientos de voluntarios, **la respuesta está siendo prometedora**, igual que en otras vacunas. Y la mayoría de efectos adversos, muy leves.

Albarracín no ve con buenos ojos esta compra porque dice que estas vacunas no se han probado, no se han estudiado y no se sabe qué consecuencias tienen para la salud, pero **esto no es cierto**. Pese a que se han acortado algunos plazos debido a la gravedad de la pandemia, **algunas vacunas** llevan testándose en voluntarios desde el mes de marzo.

En España ha comenzado a probarse la vacuna del laboratorio Jannsen **en 190 personas** en un estudio que durará entre 14 y 16 meses, según explicó a Newtral.es el médico Alberto Borobia,

La tercera y última fase debe demostrar que una vacuna **es eficaz y segura** en pruebas con miles de participantes. Esta es la fase en la que se encontraba la vacuna de Oxford/AstraZeneca, cuando tuvo que suspender el ensayo durante unos días para garantizar la seguridad tras detectar un efecto secundario nocivo en uno de los participantes. El ensayo se retomó unos días después. Como explicamos en Newtral.es, este tipo de suspensiones son relativamente habituales.

«Se trata de un **ejemplo claro de la seguridad** de las vacunas», asegura Amós Rojas, presidente de la AEV. «A pesar de haberse ensayado en más de 1.000 personas, se ha paralizado el proceso hasta que se ha estudiado ese evento secundario y se ha comprobado si ha sido un evento de casualidad o de causalidad»".

Una serie de paridas irresponsables. Pasa el tiempo y Dinamarca, Noruega e Islandia suspenden la vacunación con AstraZeneca y les va siguiendo medio mundo. España entra en convulsión y confusión. Se ha permitido a todas las farmacéuticas saltarse la experimentación con animales. Según datos oficiales, la vacuna Pfizer ha causado 173 muertos en Reino Unido, un efecto secundario devastador. Estados Unidos ha suspendido la vacunación con Janssen.

Newtral nos podía haber evitado el sonrojo y no hace está auténtica chapuza de informe.

Seguimos viendo: "Albarracín dice que los filántropos provacunas como Bill y Melinda Gates «son de tendencias eugenésicas». Esta es una teoría muy extendida debido a una charla TED que el cofundador de Microsoft dio en 2010 y en la que, según una teoría conspirativa, <u>supuestamente dijo que quería reducir la población mundial mediante vacunas</u>. Sin embargo, **se trata de una tergiversación de sus palabras.** En dicha TED Talk, Gates habla de cómo reducir el CO2 que expulsamos a la atmósfera. Una de las soluciones que aporta es la reducción de la población mundial en un 10 o un 15%. **Gates no estaba diciendo que hay que exterminar a parte de la población que actualmente vive en el planeta,** sino a que es necesario reducir el crecimiento demográfico mundial. El magnate cree que esto es posible disminuyendo la mortalidad infantil, mediante un mejor y mayor acceso a medicinas y vacunas".

Bueno, vamos a ver, Adolf Hitler también era partidario de reducir la población, por ejemplo, la judía y la eslava, y sería un acto criminal llamarle filántropo, pero a Bill Gates resulta que hay que reírle las gracias porque está en lo alto de la pirámide desde la cual le caen los millones a Ana Pastor. No, supuestamente, dijo que quería reducir la población mundial un 10 o un 15%, lo cual representa entre 600.000 y 1.000.000 de personas. Son muchos, oiga, por mucho que pusiera en marcha Windos. Y dale con lo de "filántropo sobre el que han circulado varios bulos durante la pandemia, como que <u>planea introducir microchips en las futuras vacunas</u> o que estas <u>cambiarán permanentemente nuestro ADN</u>. **Ambos fueron desmentidos".** Lo de los microchips no es un invento de nadie, sino declaraciones del CEO de la empresa del malvado Bill para tener toda la información médica de los humanos que fueran vacunados.

Luego está lo del confinamiento, materia en la que Newtral exculpa a la OMS: "La portavoz de la organización, Margaret Harris reconoció <u>en una entrevista al medio australiano The Sydney Morning Herald el 27 de abril que la OMS nunca pidió el confinamiento de la población</u>. «Pedimos rastrear, rastrear, aislar, tratar (…) Pero los Gobiernos decretaron cuarentena para todo el país en aquellas poblaciones en las que afloraron grandes brotes rápidamente, **ya que eran incapaces de averiguar dónde tenían lugar la mayoría de las transmisiones».**

«Creo que aquellos países que realizaron las mayores restricciones lo hicieron cuando miraron a Wuhan y vieron que funcionaban —continúo Harris— pero no analizaron lo que también sucedió en Wuhan, que fue **un seguimiento muy agresivo de los contactos** y un aislamiento muy agresivo de los mismos, asegurándose de que esas personas no fueran a ninguna parte, además de pruebas muy, muy generalizadas. Así que hicieron mucho más que simplemente cerrar el lugar».

Es decir, la OMS no pidió a los Estados que confinasen a la población, pero justifica que los Gobiernos lo hicieran al no tener capacidad para rastrear los casos. Por otro lado, el director de la OMS, <u>Tedros Adhanom lo consideró una medida exitosa</u> señalando que «es incuestionable que las órdenes de confinamiento y otras medidas de distanciamiento físico han frenado con éxito la transmisión en muchos países".

En realidad, Fernando Simón ha aclarado el tema: nos confinaron porque no sabían qué hacer, así de frívola es la dictadura sanitaria. En cuanto a los vacunados se contagian y contagian. Las farmacéuticas están jugando con material mucho más inflamable que el petróleo, están jugando con nuestra salud, y los gobiernos, y lo van a pagar caro.

La conspiración del virus chino: El PCCh es culpable sin ningún género de duda

En torno al coronavirus se urde una trama genocida y sin escrúpulos morales que partiendo del Partido Comunista Chino, tiene en Bill Gates su autor intelectual, y la OMS como comparsa pero cómplice necesario. Las culpabilidades son patentes y conviene tenerlas bien presentes ante los tiempos venideros.

El coronavirus tiene unos prolegómenos ilustrativos. El primero es del 16 de noviembre de 2015, cuando el tercer canal de la televisión pública italiana, la RAI, emitió un programa de divulgación científica en el que explicaba cómo unos científicos chinos habían logrado modificar el virus SARS para que pudiera transmitirse de murciélagos a seres humano, afectando principalmente al sistema respiratorio de estos últimos. En otras palabras, el actual coronavirus. Misteriosamente, este video no está disponible en youtube, red que afirma que es privado, como toda explicación: https://www.youtube.com/watch?v=YHD5bfIghNU El programa, emitido el 16 de noviembre de 2015 en la sección científica del programa de noticias de la estación RAI, "TGR Leonardo", detalla cómo científicos chinos lograron crear un organismo modificado *"al alterar la proteína de la superficie de un coronavirus encontrado en los murciélagos"*, de modo que genera un síndrome respiratorio agudo severo (SRAS). Según el informe, este virus creado en un laboratorio podría infectar a los humanos, lo que despertó un debate sobre si los aprendizajes obtenidos a través de este experimento justifican los posibles riesgos que implica. El director de TGR Leonardo, que el reportaje se basó en la revista científica Nature que "dejó claro *en claro que el virus sobre el que se informó, creado en el laboratorio, no tiene relación con el virus natural [que causa] el COVID-19"*. En noviembre de *2015,* en Nature figura un artículo titulado *"El virus creado de murciélago genera debate sobre riesgos de la investigación". La publicación fue actualizada en marzo de 2020 con una nota editorial que dice: "Sabemos que esta historia se está utilizando como base de teorías no verificadas de que el nuevo coronavirus que causa el COVID-19 fue diseñado. No hay evidencia de que esto sea cierto. Los científicos creen que un animal es la fuente más probable del coronavirus".* Los "científicos" deben saber no creer y saben que es de laboratorio. El vídeo del programa TGR Leonardo está visible en la web de la RAI. Fue emitido el 16 de junio de 2015 y en él se denuncia la creación de un "súpervirus", una quimera, un coronavirus utilizando secuencia de ADN del murciélago y mejorando la proteína con que enlaza con el receptor. El presentador dice que la investigación ha generado gran polémica porque no se alcanza el "beneficio" de una investigación tan peligrosa. Es una prueba concluyente.

También en 2015, en su charla TED el degenerado magnate norteamericano, monopolizando las vacunas, a través de GAVI, anuncia que el peligro para la Humanidad es una pandemia respiratoria, para la que el mundo no está preparado.

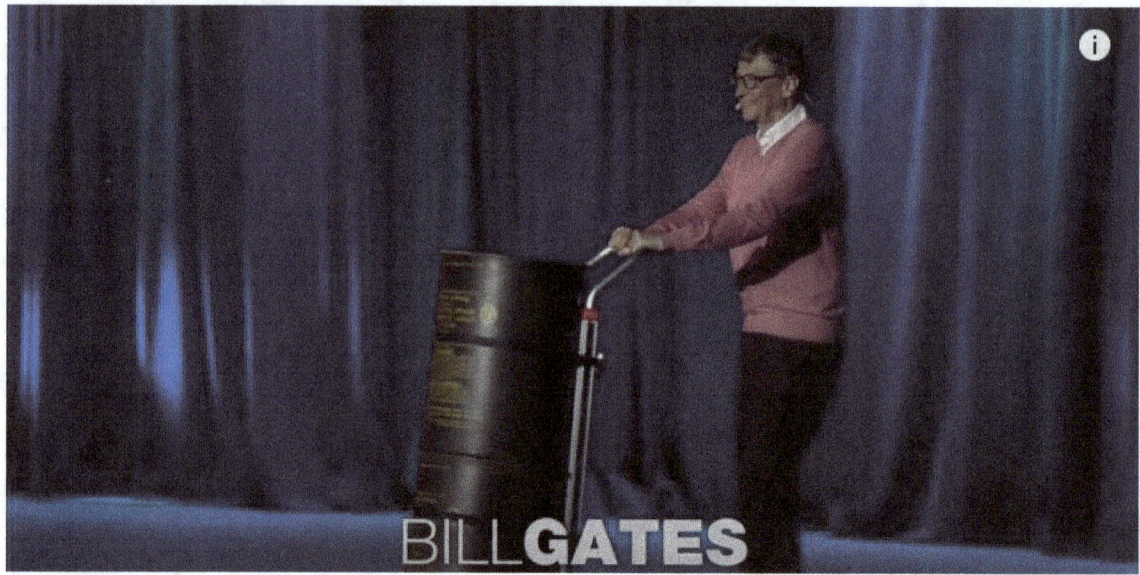

Bill Gates: ¿La próxima epidemia? No estamos listos

https://youtu.be/6Af6b_wyiwI

También son resaltables las dotes proféticas de la OMS. En mayo de 2018, se fundó la Global Preparedness Monitoring Board Secretariat (Junta de Monitoreo de la Preparación Mundial), por el Grupo del Banco Mundial y la Organización Mundial de la Salud. En septiembre de 2019, publicó: "Un mundo en peligro: Informe anual sobre preparación mundial para las emergencias sanitarias" donde se dice: "*nos enfrentamos a la amenaza muy real de una pandemia fulminante, sumamente mortífera, provocada por un patógeno respiratorio que podría matar de 50 a 80 millones de personas mayo de 2018 por el Grupo del Banco Mundial y la Organización Mundial de la Salud, en su primer "Un mundo en peligro: Informe anual sobre preparación mundial para las nemergencias sanitarias" de septiembre de 2019, dice: "nos enfrentamos a la amenaza muy real de una pandemia fulminante, sumamente mortífera, provocada por un patógeno respiratorio que podría matar de 50 a 80 millones de personas y liquidar casi el 5% de la economía mundial. Una pandemia mundial de esa escala sería una catástrofe y desencadenaría caos, inestabilidad e inseguridad generalizadas. El mundo no está preparado*".

Dejemos sentado que en el mundo real no existen las casualidades sino las causalidades. Ni Bill Gates es un visionario, ni la OMS goza el don de la profecía. Ambos tienen estrechas relaciones con el Partido Comunista Chino.

Wuhan: Diciembre de 2020, Li Weinlang da la voz de alarma

Todos tenemos una deuda pendiente con Li Wenliang, un oftalmólogo de 33 años, nacido en Beizhen, el 12 de octubre de 1986, y fallecido-asesinado convenientemente en 7 de febrero de 2020, en la UCI del Hospital Central de Wuhan. El pueblo chino le tiene veneración. Su padre dice de él que "era un hombre maravilloso". Es un mártir, que quiere decir testigo, del coronavirus.

Fue el primero en alertar de la pandemia. En diciembre, envió mensajes a 7 médicos diciendo que 7 personas estaban siendo tratadas en su hospital de una enfermedad parecida al síndrome respiratorio agudo grave (SARS), que padecían una neumonía atípica. Algunos eran trabajadores del Mercado húmedo de pescado y mariscos Wuhan.

Los mensajes se multiplicaron, corrieron como la pólvora, saltando de la privacidad que había querido Li, al conocimiento, mediante los mensajes de móvil, de toda China.

¿Cuál fue la reacción de las autoridades chinas? El encubrimiento y la ocultación, con todo el peso de un Estado totalitario. El 3 de enero de 2020 la policía de Wuhan le convocó y le amonestó por "hacer comentarios falsos en Internet", obligándole a firmar un documento, junto a dos oficiales de policía, en el que admitía haber "alterado el orden social de manera grave" y en donde le ordenaban detener la "extensión de los rumores" o bulos, un delito que conlleva en China una pena de hasta 7 años, en las cárceles chinas.

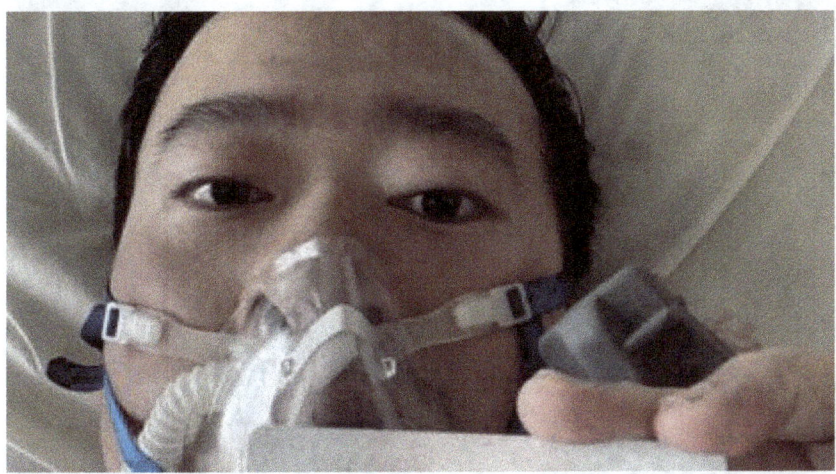

Li subió el documento a su cuenta como una especie de expiación por haber contado la verdad. Se reincorporó al trabajo y, según la versión oficial, fue contagiado por un paciente e ingresado en la UCI del Hospital Central de Wuhan, en donde nos dejó la foto que ilustra este artículo. No era personal de riesgo, con 33 años, sin patologías previas y, sin embargo, murió. Una muerte muy conveniente para el Partido Comunista Chino. Fuera testigos molestos del encubrimiento. Su muerte produjo un enorme enojo en la población china y desató críticas contra el PCCh en tal cantidad que sobrepasó la capacidad de los diligentes censores. De hecho, su muerte fue "retrasada" ante la indignación ciudadana y se dijo oficialmente que había sufrido un infarto pero que luchaba por su vida. La foto supuestamente está hecha por él, en la UCI, con un respirador, una mala praxis médica que tendrá letales consecuencias. Dejó mujer y dos hijos, uno venía en camino y no conocerá nunca a su padre.

En Wuhan, ciudad de 11,4 millones de habitantes, está instalado el Instituto Virológico, dedicado a la guerra bacteriológica, dedicado a la investigación con virus, con coronavirus, más concretamente, y que fue denunciado por la RAI por hacer experimentos peligrosos, dañinos para el hombre. Wuhan, como Nagasaki en Japón, es la ciudad más cristiana de China. Hemos visto como a Li Wenliang se le reprende y se oculta la expansión de lo que terminará siendo una pandemia, según los nuevos criterios aprobados por la OMS, una institución política bajo la máscara sanitaria. No se le pone una medalla, ni se investiga la realidad de sus afirmaciones. En un régimen tan centralizado como el chino, es indudable que la policía actúa siguiendo las órdenes de Pekín, al más alto nivel. Las autoridades ocultan la nueva enfermedad exitosamente.

"Sopa de murciélagos" y cierre del espacio aéreo interior pero no el exterior

Parémonos un momento más en la escena y el contexto. Sí Lin Wenliang no hubiera avisado a sus amigos, y sin pretenderlo a toda China, no hubiéramos sabido nada del coronavirus o lo hubiéramos sabido más tarde. El Partido Comunista Chino empieza su relato de mentiras: el virus es transmitido de animal a humano, mediante el consumo de carne de murciélago, la denominada "sopa de murciélago". Esta se constituye en la versión oficial amplificada por todos los medios de comunicación, por las terminales chinas y también por los que militan en la aversión a Trump; la versión del virus chino queda para los medios alternativos. En España. esto es muy claro: todo el ose poner en duda la "sopa de murciélagos" es silenciado. Ocurre, sin embargo, que en el mercado húmedo de Wuhan no se venden murciélagos. Y que el coronavirus es de laboratorio, con secuencias genéticas de murciélago, de pandolín, de perro y de humano, pero entonces no se sabía.

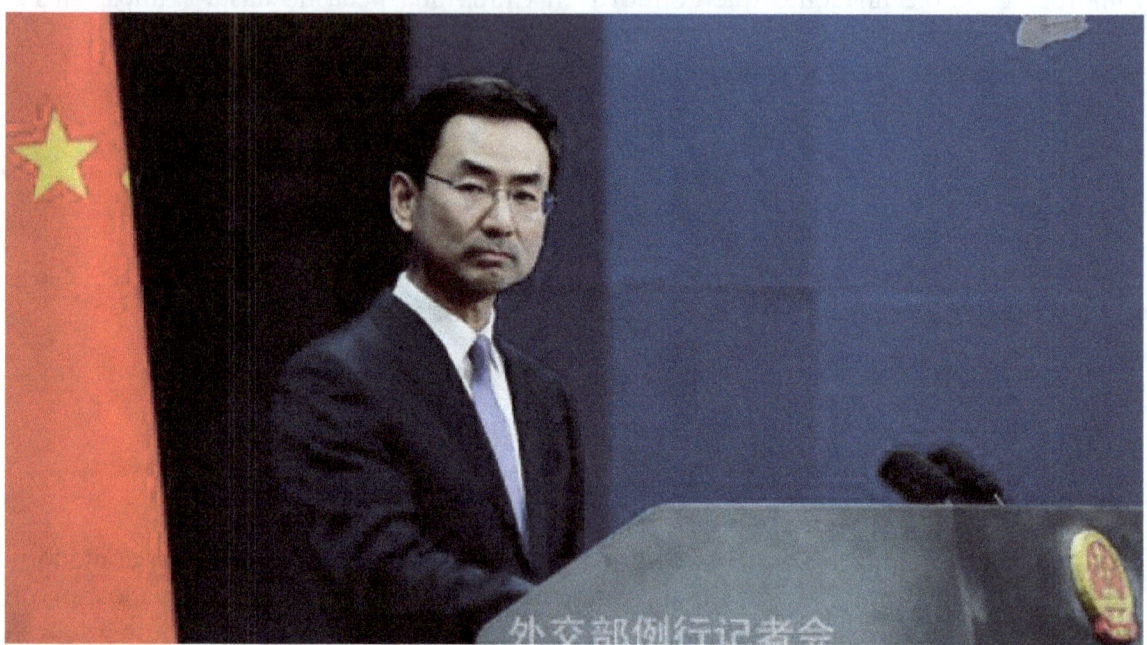

Zhao Lijian.

Ante las peticiones de transparencia por parte de Estados Unidos, el portavoz del ministerio de Exteriores de China llegó a afirmar, el 12 de marzo de 2020, a través de Twitter que el Ejército de Estados Unidos podría haber llevado el coronavirus a la ciudad de Wuhan. "¿Cuándo comenzó el paciente cero en los Estados Unidos? ¿Cuántas personas están infectadas? ¿Cómo se llaman los hospitales? Podría ser el Ejército de Estados Unidos quien llevó la epidemia a Wuhan", escribió Zhao en su cuenta de Twitter.

La prueba definitiva: China suspende los vuelos interiores pero no cierra su espacio aéreo

Hay una prueba definitiva de la culpabilidad de China. Suspende los vuelos interiores pero no cierra su espacio aéreo. Propaga el virus intencionadamente. Donald Trump hace esta acusación ante la Asamblea General de Naciones Unidas el 22 de julio de 2020, donde acusa a China de "infectar al mundo" por cuanto "en los primeros días con el virus, China cerró los vuelos domésticos pero permitió vuelos al extranjero", pidió que China "rinda cuentas" y acusó a la OMS de estar "controlada" por China. Para esos momentos, Trump está enfilando la recta hacia las elecciones y los medios de comunicación se hacen eco como una excusa de Trump y enmarcan las acusaciones dentro del conflicto chino-norteamericano. El 14 de julio de 2020, Japón acusa a China de haber desarrollado "campañas de desinformación" y "propaganda". Toda la información llegada de China debe ser interpretada en esas claves.

China, pues, evita la propagación por su territorio, mientras no tiene ninguna preocupación, sino que favorece la propagación por todo el mundo. El coronavirus tiene las puertas abiertas.

Sólo a finales de marzo, se producen en cascada las medidas de las aerolíneas internacionales. Dos de las mayores aerolíneas de Estados Unidos, Delta Airlines y American Airlines, anunciaron que suspendían sus vuelos a la China continental en atención al anuncio de la OMS. Las estadounidenses se suman a otras de las mayores líneas aéreas del mundo que suspendieron sus viajes al país asiático: Air France (Francia), Lufthansa (Alemania), Turkish Airlines (Turquía), British Airways (Reino Unido), Alitalia (Italia) y Air Canada (Canadá), entre otras.

Y el gobierno de EE.UU., tras emitir una alerta en la que pide a sus ciudadanos no viajar a China anunció el veto a la entrada al país de los extranjeros que haya visitado el gigante asiático, con la excepción de familiares directos de ciudadanos estadounidenses.

El mundo occidental pierde el tiempo y China exagera y la OMS pone a China como ejemplo

El mundo, Occidente, no cierra las fronteras con China. En España, el Gobierno del PSOE y los medios de comunicación se dedican a hacer que no hay peligro y frivolizan con el virus. Resulta enervante observar la evolución de los dirigentes políticos y mediáticos de España; da la impresión que, en un primer momento, no tienen consignas, hasta el 14 de marzo de 2020, el presidente Sánchez decreta el estado de alarma, legitimado por los votos de todos los partidos con representación parlamentaria.

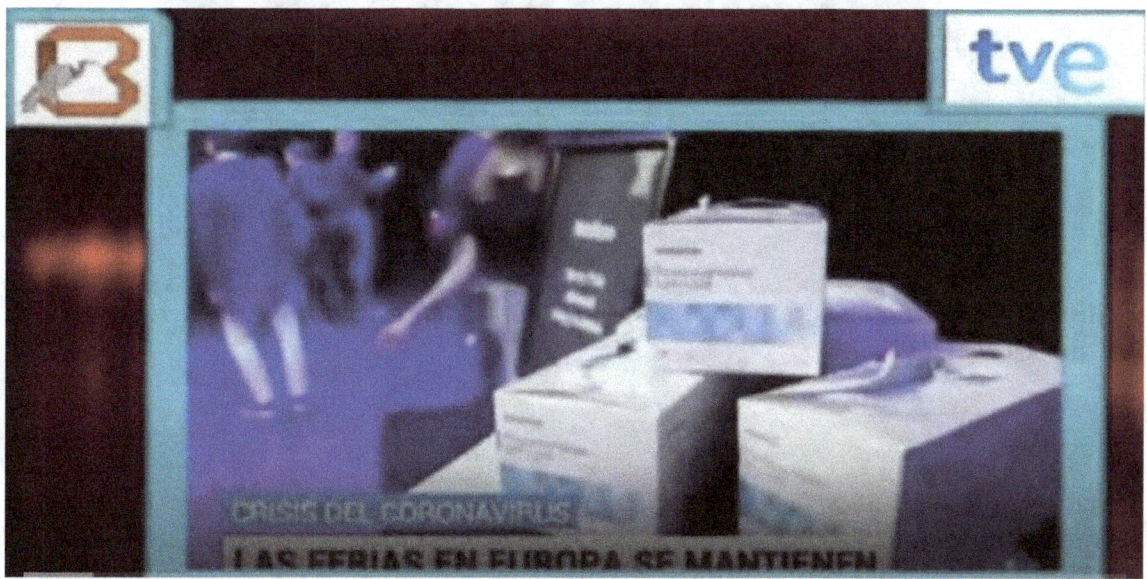

Coronavirus en medios, cambio en un mes (del 13-F al 13-M)
https://youtu.be/PfNS-mD8onk

Mientras tanto va empezar una "danza de la muerte" que oficien de común China y la OMS. De repente, China, que ha hecho silenciar a Li Wenliang, y le ha hecho firmar que se retrata de difundir bulos en internet, que ha suspendido los vuelos interiores, reacciona de una forma brutal que sugiere premeditación: manteniendo su sistema productivo intacto, confina a la población de Wuhan, el que se resiste al atropello es cazado por la policía como un animal con redes, las familias son confinadas y nadie circula por las calles. En un acto de propaganda de la tiranía comunista, se ofrecen imágenes de hospitales que se levantan en días. Y lo que es peor, se ofrecen imágenes de los enfermos, Li Wenliang por ejemplo, tratados con respiradores. El 30 de enero de 2020, la OMS declara la epidemia y el 11 de marzo 2020 se declara la pandemia.

La OMS pone a China como ejemplo y el mundo la sigue, sobre todo España. Empieza el confinamiento, los aplausos a las 8, el aló presidente, el cierre de bares y comercios, las mascarillas, la distancia de seguridad, los cierres perimetrales y el genocidio protocolario. "Confinamos porque no sabíamos qué hacer", ha confesado Fernando Simón. Las televisiones establecen la consigna del día y extienden el pánico y la psicosis. La gente encerrada en sus casas, se encuentra a merced de las televisiones, que se emplean a fondo. Pánico televisivo irrestricto. Paneles de 'expertos' explican que es una enfermedad respiratoria, desconocida, que produce neumonía bilateral, y que se necesitan respiradores. Amancio Ortega llega a hacer una donación de ellos. Es una enfermedad que se ceba en los ancianos, 84 años la media de edad, y que asola las residencias.

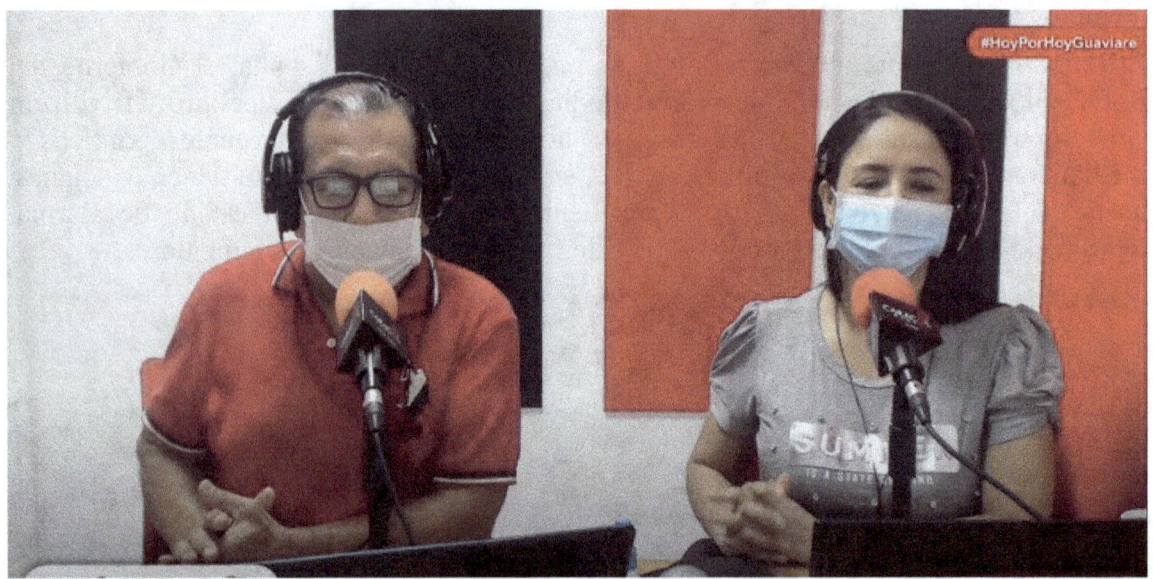

|| **Lineamiento sugerido por la Dra. María Eugenia Barrientos para tratamiento del COVID-19**

https://youtu.be/sh4wbvuTQ2w

Va tener lugar un crimen del sistema, de Pedro Sánchez, de los políticos y del personal sanitario, especialmente de las UCIs, que queman los pulmones con oxígeno puro, en vez de tratar con anti inflamatorios y antivirales. El virus es coronavirus beta de la misma familia que el MERCK y el SAS-COVI 1. A las residencias de ancianos se les envía morfina y sedación, según ha denunciado el presidente de la patronal de Residencias de Mayores.

No se hacen autopsias

Una pandemia precisa de autopsias para saber el tratamiento, pero en España no se hacen, en medio del pánico, y siguen sin hacerse. No es hasta mayo que se establece un protocolo para el coronavirus, y tan restrictivo, que se interpreta como una prohibición. El documento "Procedimiento para el manejo de cadáveres de casos de COVID-19"

https://youtu.be/sh4wbvuTQ2w publicado por el Ministerio de Sanidad en mayo de 2020. En caso de que haya que hacer una autopsia "con indicación clínica justificada y desconocimiento del estado infectivo de covid-19" se recomienda "realizar Test de PCR previo a la autopsia. En caso de resultado negativo, valorar con los datos clínicos, radiológicos y de laboratorio si procede repetir la PCR (por alta sospecha de infección por COVID-19) o efectuar la autopsia de forma consensuada entre clínicos y patólogos".

Recomienda además "reducir al mínimo imprescindible el número de personas que van a realizar la autopsia, sin que haya ninguna persona adicional en la sala salvo aquellos que la están realizando". También aconseja "elaborar un listado de todo el personal implicado y efectuar auto vigilancia de cualquier síntoma compatible con COVID-19 en los 14 días posteriores a la última exposición a un caso confirmado".

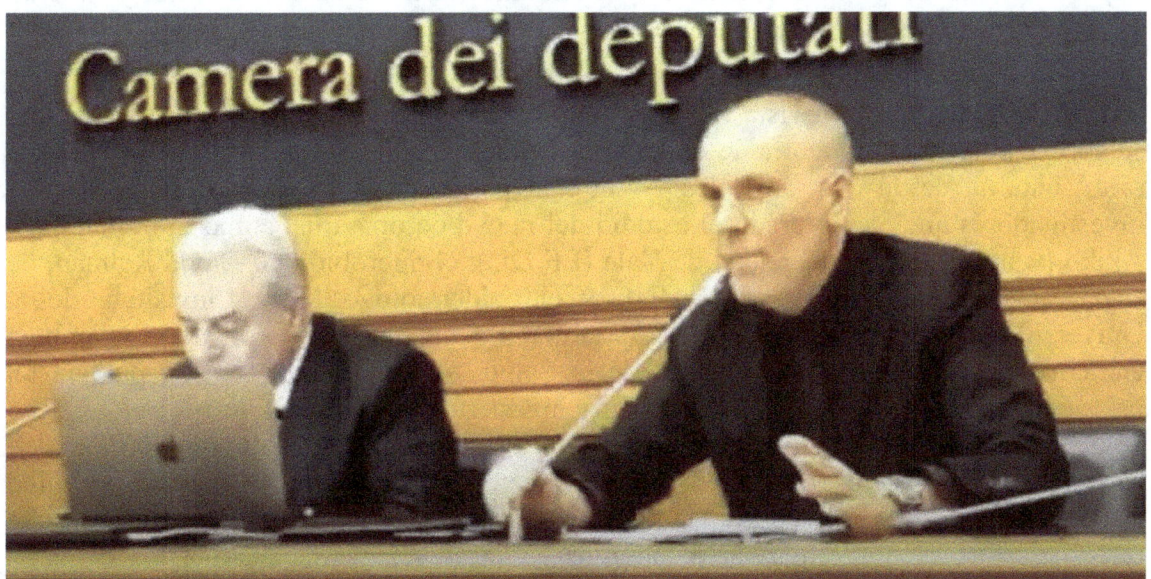

Dr Pasquale Mario Bacco no parlamento

https://youtu.be/zTaDQyczQSU

La Organización Mundial de la Salud (OMS) también publicó, a finales de marzo de 2020, su protocolo de actuación ante cadáveres que pudieran estar infectados de COVID-19. La OMS señalaba que los centros de atención médica debían "garantizar que se han adoptado medidas de seguridad para proteger a quienes realizan la autopsia", que la necropsia debía hacerse en una sala con una "ventilación adecuada" y que el personal que participase debía "reducirse al mínimo".

Así, se llega a la conclusión de que "no existe tratamiento específico; las medidas terapéuticas principales consisten en aliviar los síntomas y mantener las funciones vitales". Un reconocimiento de la mala praxis.

Las vacunas como objetivo y el paripé de la OMS

Con 3.538.083 fallecidos, entre los cuales un elevado porcentaje no se debe al coronavirus; un 15% según Andreas Büttner, quien comenzó a hacer autopsias a fallecidos a causa del coronavirus el mes de noviembre de 2020, director del Instituto de Medicina Forense del Hospital Universitario de Rostock. De los 35 cadáveres diseccionados, pudo determinar que seis de ellos no fallecieron por coronavirus, como había sido establecido en planta. La ONU echando leña a la pira: considera las muertes entre 6 y 8 millones. Las vacunas se sitúan como el único objetivo. El pánico ayuda mucho.

En todo momento, China y la OMS han ido de la mano: 1) avala los datos chinos y la forma de tratar la enfermedad; 2) ayuda a propagar manteniendo el silencio de las autoridades chinas; 3) en todo momento se muestra conforme con la tesis oficial de la transmisión de animal a humano, concretamente el murciélago. Es un escándalo mayúsculo, que tiene su escenificación cumbre en la misión fallida y ridícula de la OMS en Wuhan, en febrero de 2021, para callar las críticas, encabezada por Peter Ben Emburek, quien declara a CNN "todo el trabajo que se ha hecho para identificar su origen continúa señalando a una reserva de este virus o de un virus similar en poblaciones de murciélagos". La casualidad de que el Instituto Virológico esté en Wuhan sólo merece 4 páginas de las 363 del informe, que concluye que es "altamente improbable" el escape de ese Instituto. Nunca antes se ha tomado por tontos al mundo entero.

La comunidad científica se indigna y responde: el 13 de mayo de 2921, 18 destacados científicos piden, en la revista Science, una "auténtica investigación" porque "siguen siendo posibles tanto la teoría de un escape accidental de un laboratorio como la de un salto natural desde los animales". Entre los firmantes figuran algunos de los investigadores que han liderado el estudio del nuevo coronavirus, como la inmunóloga Akiko Iwasaki, de la Universidad de Yale (EE UU); el microbiólogo David Relman, de la Universidad de Stanford (EE UU); y el epidemiólogo Marc Limpsitch, de la Universidad de Harvard (EE UU). El 24 de mayo de 2021, en vísperas de la Asamblea General de la Organización Mundial de la Salud, el Wall Street Journal publica un informe de inteligencia según el cual tres investigadores del Instituto Virológico de Wuhan fueron hospitalizados en noviembre de 2019, con "síntomas similares al coronavirus". Los acontecimientos se desencadenan: el secretario de Estado de Salud norteamericano. Xavier Becerra pide a la OMS una investigación "con unos términos de referencia que sean transparente y basados en la ciencia y debe dar a los expertos internacionales independencia para analizar de forma completa la fuente del virus y los primeros días del brote". El presidente Joe Biden se ve emplazado a solicitar un informe de inteligencia en 90 días concluyente.

Un virus de laboratorio que no tiene "un ancestro natural creíble"

Un exclusiva publicada por el *Daily Mail* ofrece nuevos y reveladores datos sobre el origen del Covid-19. Según su autor, Josh Boswell, un nuevo y explosivo estudio científico arrojaría datos reveladores sobre el origen humano del virus chino. La principal conclusión del estudio sería la siguiente: «No tiene un ancestro natural creíble» y FUE creado por científicos chinos que luego trataron de cubrir sus huellas con la «retro-ingeniería» para hacer que parezca que surgió naturalmente de los murciélagos». El nuevo artículo científico está escrito por el profesor británico Angus Dalgleish y el científico noruego Birger Sørensen que se publicará en la revista ***Quarterly Review of Biophysics Discovery***.

El estudio muestra que hay pruebas que sugieren que los científicos chinos crearon el virus mientras trabajaban en un proyecto de ganancia de función en un laboratorio de Wuhan. La investigación sobre la ganancia de función, prohibida temporalmente en Estados Unidos, consiste en alterar virus naturales para hacerlos más infecciosos con el fin de estudiar sus posibles efectos en los seres humanos. Según el artículo, los científicos chinos tomaron una «columna vertebral» de un coronavirus natural hallado en murciélagos cavernícolas chinos y le empalmaron un nuevo «pico», convirtiéndolo en el mortal y altamente transmisible: COVID-19.

Los investigadores creen que los científicos aplicaron ingeniería inversa a las versiones del virus para ocultar sus huellas. El estudio también apunta a la «destrucción, ocultación o contaminación deliberada de datos» en los laboratorios chinos y señala que «los científicos que deseaban compartir sus hallazgos no han podido hacerlo o han desaparecido.

Conclusión

Lo asombroso es la inconmensurable y grosera manipulación perpetrada por el Partido Comunista Chino y la Organización Mundial de la Salud, con el concurso de la generalidad de los medios de comunicación. Las evidencias son claras y clamorosas:

1) En Wuhan está el Instituto Virológico, dedicado a investigaciones de la guerra biológica, y no en ningún otro sitio, en ninguna otra ciudad, en el inmenso territorio chino, 9.562.910 Km^2

2) El coronavirus se conoce por un oftalmólogo del Hospital Central de Wuhan, Li Wenliang, al que se amonesta, con la coerción de un Estado totalitario, y se silencia, pero se difunde por China. Muere convenientemente o es asesinado

3) China suspende sus vuelos interiores pero mantiene los exteriores, en una clara intencionalidad de infectar al mundo

4) No hay ninguna duda de que el coronavirus, por su secuencia, es de laboratorio, "no tiene antepasado natural creíble"

El Partido Comunista Chino es culpable.

Escándalo mayúsculo: Liberum amplía su denuncia por genocidio y señala a Pedro Sánchez, Bill Gates, Tedros Adhanum. Klaus Schwab y los CEOS de las farmacéuticas

Rambla Libre ha tenido acceso a la ampliación de denuncia de la Asociación Liberum, y otras diecisiete asociaciones, por delitos de GENOCIDIO Y DE LESA HUMANIDAD en la que señalan a los presuntos genocidas, entre otros, Pedro Sánchez, Bill Gates, Tedros Adhanom, Klaus Martin Schwab, y los CEOS de las farmacéuticas dispensadores de las falsas vacunas. La denuncia ha sido presentada ante el Tribunal Internacional de la Haya. Esperamos que los responsables paguen por sus crímenes:

Que por medio del presente escrito formulamos **AMPLIACIÓN DE DENUNCIA POR DELITOS DE GENOCIDIO Y DE LESA HUMANIDAD** contra las personas que se detallan en los párrafos siguientes conforme a lo dispuesto 15, 42.1, 53 y 54 del Estatuto de Roma. Todo ello en base a los siguientes,

HECHOS

PRIMERO.- Que el pasado 13 de mayo de 2021 entró en la Secretaría de la Corte Penal Internacional, por remisión de las entidades signatarias del presente documento, la denuncia contra las personas, entidades e instituciones en aquél escrito referenciadas por la comisión de delitos de GENOCIDIO y LESA HUMANIDAD tipificados en los artículos 6 y 7 del Estatuto de Roma. En concreto, la denuncia se dirigía contra el Estado español, la Organización Mundial de la Salud (OMS), el Foro Económico Mundial (WEF), la Fundación Bill & Melinda Gates, el Centro Johns Hopkins, la Agencia Europea del Medicamento (EMA), el Instituto de Salud Global de Barcelona (ISGlobal) y cualquier otra persona o entidad partícipe de los hechos.

Que con la voluntad indiscutible de colaborar con la acción de la justicia, mediante el presente escrito, las entidades arriba denunciantes quieren poner de manifiesto nueva información a la Fiscalía de la Corte Penal Internacional para facilitar su labor de investigación y, particularmente, ayudarle en su tarea de averiguación de los hechos y de las personas físicas supuestamente autoras de los hechos detallados en el escrito del 12 de mayo de 2021 que han podido incurrir en conductas reprochables criminalmente por el Estatuto de Roma expresamente detalladas en el citado escrito.

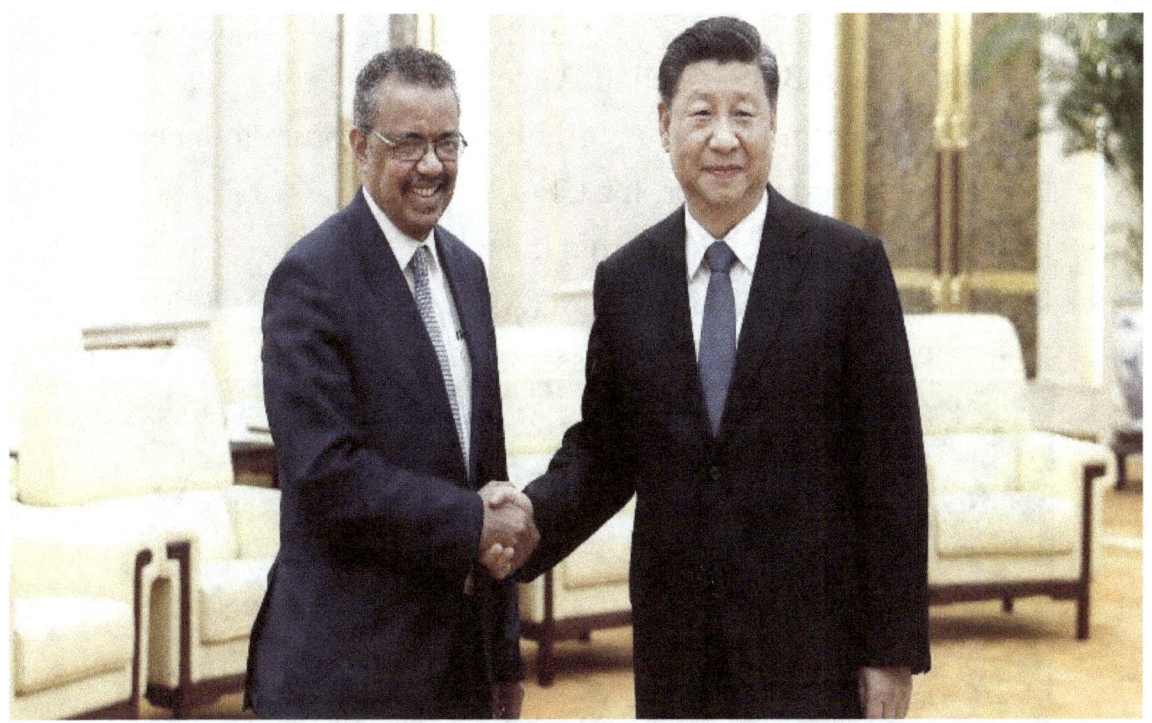

Es por ello por lo que en virtud del presente escrito las denunciantes quieren hacer extensibles las acusaciones vertidas en el escrito de 12 de mayo de 2021 a las siguientes personas físicas ya sean como autoras, cooperadoras necesarias, colaboradores o cómplices de los hechos:

- Don Pedro Sánchez Pérez-Castejón (Presidente del Gobierno de España)
- Don Salvador Illa Roca (Ministro de Sanidad de España, hasta 27/01/2021)
- Doña Carolina Darias San Sebastián (Ministra de Sanidad de España, desde 28/01/2021)
- Doña Emer Cooke (Directora de la Agencia Europea del Medicamento)
- Doña Silvia Calzón Fernández (Presidente de la Agencia Española de Medicamentos y Productos Sanitarios)
- Don Antoni Plasència Taradach (Director General del Instituto de Salud Global de Barcelona)
- Doña Ursula Von Der Leyen (Presidente de la Comisión Europea)
- Don David Aaron Kessler (Commissioner de Food & Drug Administration, antes de 20/01/2021)
- Doña Janet Woodcock (Commissioner de Food & Drug Administration, desde 20/01/2021)
- Don Tedros Adhanom Ghebreyesus (Director General de la Organización Mundial de la Salud)

- Don William Henry Gates y doña Melinda French Gates (presidentes de la Fundación Bill & Melinda Gates)
- Don Klaus Martin Schwab (World Economic Forum founder)
- Don Albert Bourla (Pfizer, Inc CEO)
- Don Stéphane Bancel (Moderna, Inc CEO)
- Don Pascal Claude Roland Soriot (AstraZeneca, PLC CEO)
- Don Tom Heyman (Janssen Pharmaceutica NV CEO)

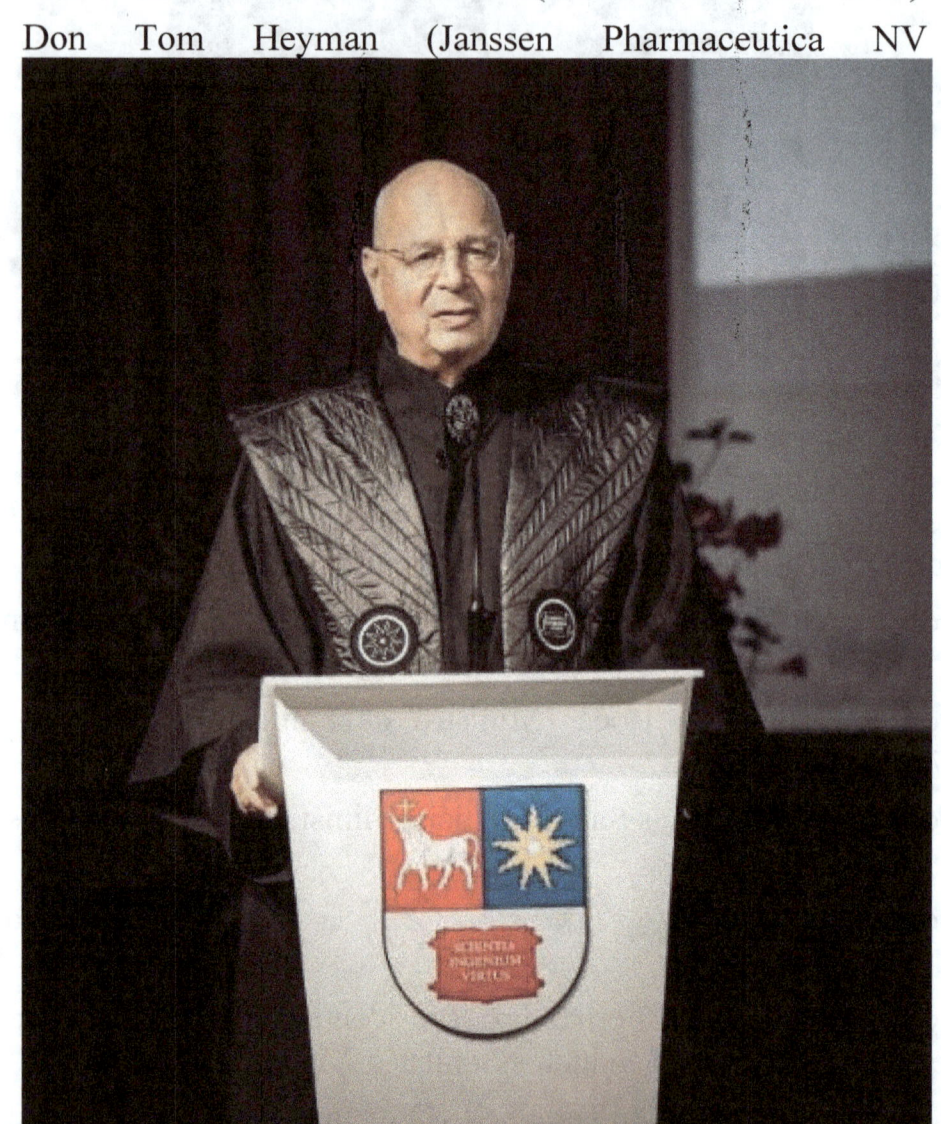

Klaus Shwab.

Las personas citadas no constituyen una lista definitiva y cerrada de los autores – o cualquier otra forma de participación – de los hechos denunciados, pero sí una lista de las personas directamente vinculadas a los hechos sucedidos y de máxima responsabilidad ante los actos ejecutados, pues existen muchas otras personas que participaron en los hechos delictivos. Entre ellas, cabría añadir los responsables de sanidad de las Comunidades Autónomas del Estado español, los miembros de la

Autoridad Europea del Medicamento, los miembros de la Autoridad Española del Medicamento y Productos Sanitarios, los presidentes de las principales cadenas de información, entre otras muchas personas que hayan actuado de alguna manera en los hechos denunciados.

En su virtud,

SUPLICO AL FISCAL DE LA CORTE PENAL INTERNACIONAL, que habiendo presentado este escrito, se sirva a admitir la **AMPLIACIÓN DE LA DENUNCIA** y, en consecuencia, acuerde la apertura o, en su caso, la continuación de la investigación de oficio iniciada en base a la información recibida en este y en el anterior escrito de denuncia y conforme al artículo 15, 53 y 54 del Estatuto de Roma contra las personas mencionadas en los párrafos anteriores como responsables de los delitos de GENOCIDIO y LESA HUMANIDAD tipificados en los artículos 6 y 7 del Estatuto de Roma.

Es Justicia que se pide en Santa María de Guía.

María Concepción Cuevas, de la Asociación Liberum: "Pediremos una moratoria a la vacunación cuando pretendan vacunar a los niños"

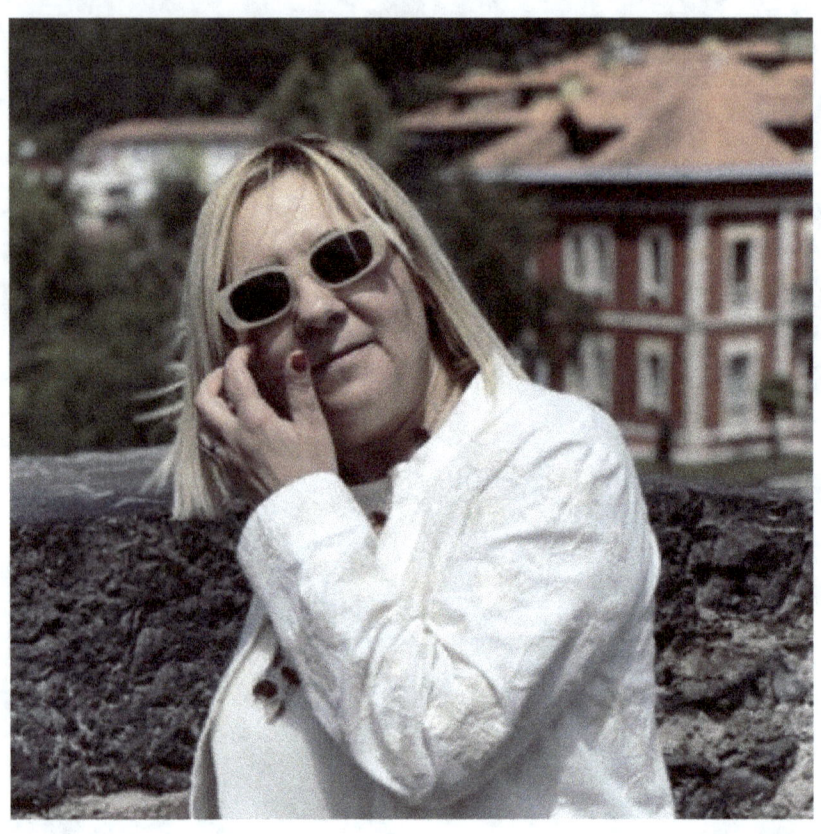

La Asociación Liberum trata de aunar esfuerzos contra la dictadura sanitaria que se nos está imponiendo. Su presidenta, María Concepción Cuevas nos ha concedido esta entrevista en la que anuncia que pedirán judicialmente una moratoria a la vacunación cuando se pretenda vacunar a los niños. Asociación Liberum, una iniciativa necesaria en la que animo a colaborar:

- ¿Cuándo nace la Asociación Liberum y con qué finalidad?

Liberum nace el 12 de Marzo de 2021, fecha de la fundación, aunque lleva gestándose desde octubre de 2020. Comenzamos como un grupo de Denuncia Colectiva Asturias, personas diversas de toda la Comunidad Autónoma, que coincidimos por casualidad, o por causalidad, de cualquier forma, nos juntamos y comenzamos a presentar recursos ante las normas que nos imponían en el Principado de Asturias. Consiguiendo el cambio de varias de las normativas impuestas, pasando de ser "limitaciones / prohibiciones" a "recomendaciones", aunque parezcan pequeñas cosas, fuimos la única Comunidad Autónoma donde no estuvieron prohibidas las reuniones de personas no convivientes, salvo durante 25 días, justo el tiempo, entre que presentamos recurso y modificaron.

Viendo los buenos resultados conseguidos, comenzamos a echar una mano con el tema de recursos, a otros grupos de Denuncia Colectiva, Galicia y Cantabria, y empezamos a trabajar conjuntamente en la posibilidad de formarnos como Asociación, pasar a ser persona jurídica y poder comenzar a hacer acciones legales contra esta "dictadura socio-política-sanitaria". La finalidad sencillamente es poder parar esta distopía en la que estamos inmersos. Recuperar nuestras vidas, nuestras costumbres, nuestros derechos, nuestras libertades, nuestro país....Decidir sobre nuestra vida, sobre nuestro cuerpo, y tener la capacidad de pensar libremente, sin ataduras. El pensamiento crítico es lo que nos hace evolucionar, y al ritmo que vamos, sin freno alguno, es precisamente a la involución.

- Pretendéis unificar esfuerzos para luchar contra la dictadura sanitaria, ¿no es así?

Así es, nuestra intención es conseguir unir a todos los que pensamos de forma similar, cuestionar lo que dice un gobierno no debe ser un delito, callarse y cooperar si lo es. Debemos unirnos y luchar contra este despropósito que se han empeñado en utilizar, con el único fin del control de la población mundial. Eliminar principalmente a "los no productivos". Unidos seremos más fuertes, nosotros somos más, no lo olvidemos. Pero en vez de estar dispersos a lo largo y ancho del país, si queremos tener voz y que nuestras acciones se tomen en consideración, debemos unirnos todos. En nuestra mano está, salir o seguir inmersos en esto.

- ¿Qué actividades habéis realizado hasta ahora y con qué resultados?

Como comenté anteriormente, hemos realizado diversas acciones, primero como grupo de Denuncia, consiguiendo forzar el cambio de varias de las normativas impuestas, así como, desde que nos constituimos como asociación, hemos enviado una carta al Defensor del Pueblo (ese que está desaparecido desde hace más de un año), solicitando que cumpla con su trabajo, pues es su competencia garantizar el respeto de los Derechos y Libertades Fundamentales de los ciudadanos de este país, y haciéndole ver, que su dejadez de funciones, lleva ocasionando múltiples perjuicios a la ciudadanía. La carta fue enviada el 5 de Abril de 2021, sin haber recibido respuesta de momento, suele apurar los plazos, pero a efectos de notificación, si no comienza a cumplir con su trabajo, nos reservamos a tomar acciones legales contra su persona, NO ESTÁ AFORADO, de lo que se puede desprender que, podemos ir por vía penal contra él.

Enviamos cartas a dos Asociaciones de Jueces, solicitando que actúen de oficio para recuperar nuestro Estado de Derecho, y transmitiendo que cuentan con el apoyo del pueblo, estas dos Asociaciones son de las tres que enviaron la carta al Consejo de Europa, solicitando ayuda, ante el atropello que se lleva haciendo en España, desde hace varios años, en cuanto a la manipulación del CGPJ, no habiendo separación de poderes, y habiendo desaparecido nuestro Estado de Derecho.

Por el momento podemos asegurar que estamos de facto en un "Estado Fallido".

Presentamos solicitud al Ministerio de Sanidad, a través de la ley de Transparencia y Buen Gobierno, de las pruebas científicas y fehacientes de la existencia del SARS Cov 2, mediante una batería de preguntas preparadas por varios de nuestros grandes Médicos y Biólogos por la Verdad, acotadas las respuestas a afirmativo o negativo (no tienen opción de divagar e irse por las ramas en las respuestas), y en caso de responder afirmativamente, deben proporcionarnos todos los documentos y enlaces que así lo demuestren, en cualquiera de las formatos con que cuenten, y que puedan ser accesibles a cualquier ciudadano, de forma legible y entendible, (no todos estudiamos medicina ni biología).

Entendemos que ese es el origen, por tanto debemos comenzar por él, si no tienen pruebas, como y porqué han tomado estas restricciones... los ciudadanos queremos respuestas.

Presentamos denuncia ante la Fiscalía de la Corte Penal Internacional, iniciativa que surgió junto con una de nuestras abogadas, de la que estamos orgullosos de tener en nuestras filas, y lanzamos una petición, para que se uniesen más asociaciones y colectivos, a lo que hubo una gran respuesta, consideramos que debíamos aunar fuerzas y presentar en nombre de todos los colectivos que lo deseasen, como así fue.

DENUNCIA POR DELITOS DE GENOCIDIO Y LESA HUMANIDAD contra el Estado español, la Organización Mundial de la Salud (OMS), el Foro Económico Mundial, la Fundación Bill & Melinda Gates, el Centro Johns Hopkins, la Agencia Europea del Medicamento (EMA), el Instituto de Salud Global de Barcelona (ISGlobal), y cualquier otra persona, entidad u organismo que resulte responsable de las actuaciones, de conformidad con lo dispuesto en el art. 5 del Estatuto de Roma.

Aprovechamos para dar las gracias de todo corazón a nuestra querida y gran abogada Cristina Armas, por su gran trabajo y colaboración.

También enviamos cartas a todos los Colegios de Médicos de este país, advirtiendo del delito en el que están incurriendo, faltando a su juramento hipocrático, y consintiendo que personas famosas y sin ningún conocimiento, tanto en medicina, como en biología, ni tan siquiera en ciencias, les permitan salir en la Tv (caja tonta, y nunca mejor dicha la expresión) animando a las personas a vacunarse y afirmando que son seguras. Les recordamos, que los responsables de los Colegios también tienen responsabilidades administrativas, de lo que se puede desprender, que se les pueden pedir daños y perjuicios, y no nos engañemos, cuando se les toca el bolsillo.... eso sí les duele.

- ¿Vais a presentar la petición de una moratoria a la vacunación masiva?

Definitivamente, queremos solicitar la suspensión hasta que haya más información fidedigna por parte de las mal llamadas "Autoridades" en relación a los efectos adversos que pueden conllevar las vacunas, que realmente no son más que un tratamiento crónico, que nos quieren implantar, para seguir enriqueciéndose las farmacéuticas a costa de la muerte de otros.

Quizá esta fórmula, no la lleguen ni a admitir a trámite, pues realmente en España, la vacunas no son obligatorias, quien se vacuna, asume los riesgos y las consecuencias, con su absoluta responsabilidad. Pero como pretenden hacer obligatoria la vacuna para niños y adolescentes, en cuanto salga la orden ministerial publicada, por esa vía, por la de los niños, sí que hay posibilidad de parar la vacunación masiva a la que está siendo sometida la ciudadanía sin ninguna seguridad...ese será el momento idóneo, pues recién aprobado, es más fácil de parar. Sin embargo, también hay otra fórmula idónea, que es, el contar con perjudicados por las vacunas, personas que han sufrido algún tipo de efectos adversos de cualquier índole, incluso familiares de personas fallecidas a causa de ellas, si hay las suficientes personas que estén dispuestas a dar el paso, nosotros podríamos hacerlo en su nombre.

Genocidio por mala praxis

- *¿Vais a denunciar el genocidio que se ha llevado a cabo en las UCIs al tratar la enfermedad como respiratoria y no como inflamatoria, con respiradores?*

Sí, nuestra intención es denunciar y hacer pagar el genocidio cometido a las personas que ingresaban en los hospitales, y a las que produjeron la muerte por negligencia y mala praxis, tratando con respiradores, a sabiendas que una persona no sobrevive generalmente más de tres días intubada, pues el oxígeno que le introducen es puro y literalmente quema los pulmones, cuando ya se sabía, por las autopsias realizadas en Italia, que debía tratarse con antibióticos, antiinflamatorios y anticoagulantes. Aquí decidieron prohibir las autopsias, y quemar los cadáveres, para que un futuro, no puedan quedar pruebas de los crímenes cometidos.

Y por supuesto, la desatención a los ancianos en las residencias, no fallecieron por Covid, como nos han querido hacer creer, fallecieron por abandono, los encerraban en las habitaciones y los sedaban hasta la muerte.

Para asociarse

- *¿Cómo se puede entrar en contacto con Liberum y asociarse?*

A través de nuestra página web:

liberumasociacion.org

Se rellena una ficha de inscripción y se siguen las instrucciones, se abona una cuota de 60 €, pago de este 2021.

A través de nuestro correo electrónico pueden solicitar información:

LIBERUMasociacion@protonmail.com

A través de nuestro teléfono también se puede solicitar información:

633921084

Asistencia jurídica

- *¿Prestáis asistencia jurídica a personas que sean coaccionadas o presionadas para vacunarse?*

Sí, contamos con un equipo jurídico, afines a la causa, con el que les podemos poner en contacto, pactamos con varios abogados, un descuento para nuestros asociados en todos los temas particulares que les puedan surgir.

Intentamos asesorar en todo momento, en la medida de nuestras posibilidades.

Y ya para finalizar, quiero agradecer, la posibilidad de darnos voz, a ti Enrique, ante la censura a la que estamos sometidos, los que tenemos pensamiento crítico. Así como a los abogados que trabajan con nosotros, los administradores de grupos de Telegram, Faccebook, Twitter y la escasa prensa que se hace eco de nuestras acciones.

Y por supuesto, a todas las personas que están haciendo posible, que esta asociación, que nace, desde el más absoluto desinterés, y que lo que busca es el bien común de todos y cada uno de los ciudadanos de este país, por todos vosotros, gracias, gracias, gracias.

Y para terminar, "PREFERIMOS MORIR DE PIE, QUE VIVIR DE RODILLAS"

El enemigo

Según los científicos independientes -la independencia como condición sine qua non para buscar la verdad, para salir de la red urdida de mentiras que atenazan al mundo-, entre el 20 y el 30% de los timo vacunados morirán este otoño, víctimas de las variantes con su sistema inmunológico debilitado cuando no destrozado. Esas variantes que según el maldito Luc Montagnier, porque dice verdades como puños, están generadas por las vacunas, por el infame negocio de las vacunas, todo es codicia.

En este terrible reality show que han montado los globalistas, los de la marca de la bestia, los de la agenda 2030, los que se creen los amos del mundo, de confinamientos, mascarillas, distanciamiento social, genocidio protocolario de los ancianos, el colofón final al que, al parecer, había que llegar era a la vacunación masiva, ahí estaba la reducción de población que buscan con ansiedad Bill Gates. Y la gente -con una pandemia de coña que se ha llevado por delante al 0,3%, y menos que habría sido si no se hubiera contabilizado a todos los muertos en el saco del coronavirus, si los médicos hubieran sido tales, y no asesinos con bata blanca y mascarilla, aplicando respiradores y sedaciones, en el culmen de la macabra de la muerte- ha acudido a que le pincharan en un experimento global de ingeniería social, en buena medida con la ignorancia más atroz -ignorancia invencible, se dice en moral- para empezar a vivir y trabajar, para salir adelante; otros con miedo a un Leviatán difuso, al director de recursos humanos, al Estado del cual dependen; a no poder viajar, no poder comprar o vender, como dice el Apocalipsis de los tiempos de la bestia, ahora desatada; otros con el espíritu anémico de tanta televisión y tanto famoseo; otros por el sentido de pertenencia al grupo, por no sobresalir, porque va Vicente donde va la gente, en rebaño, porque ahora toca timo vacunarse.

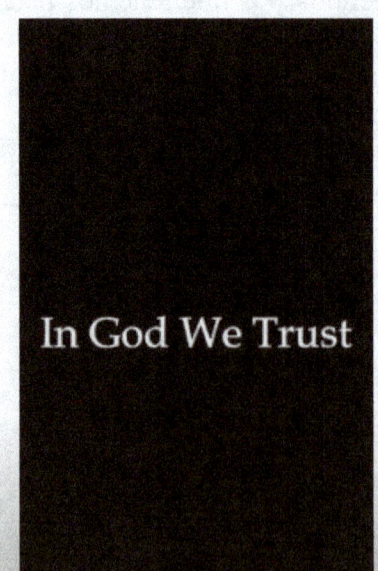

In God We Trust. Four NFT'S, Four Words, One Meaning. Buy on Mintable.
https://youtu.be/xHyj6I2utgc

Dice Salustio que el hombre no ama la libertad, sólo quiere un amo benévolo. Pero ahora han tomado el mando los psicópatas con dinero, los clubes del mal, los políticos amamantados a sus ubres que les rinden pleitesía, los que nos dicen a la cara "no tendrás nada y serás feliz", como dice la agenda 2030, no tendrás nada y serás esclavo, porque la propiedad es la aureola de la libertad, no tendrás nada y serás eliminado sin piedad, porque haces daño al planeta, porque se han inventado un calentamiento global.

Decía San Josemaría Escrivá de Balaguer, el 14 de febrero de 1974, con palabras que han resonado en mis oídos en todo momento, que me han marcado: "Se escucha como un colosal non serviam! (Ierem. 11, 20) en la vida personal, en la vida familiar, en los ambientes de trabajo y en la vida pública. Las tres concupiscencias (cfr. 1 Ioann. 11, 16) son como tres fuerzas gigantescas que han desencadenado un vértigo imponente de lujuria, de engreimiento orgulloso de la criatura en sus propias fuerzas y de afán de riquezas. Toda una civilización se tambalea, impotente y sin recursos morales". Y añadía: "no cargo las tintas, hijos míos, ni tengo gusto en dibujar malaventuras: basta abrir los ojos y, eso sí, no acostumbrarse al error y al pecado".

En este momento en que parece la cordura perdida, en que una sociedad enloquecida y frivolizada marcha hacia el abismo, ¿qué hemos de hacer los despiertos, los resistentes, los tenaces, los fuertes? Primero adoptar una posición militante, tratar de salvar al mayor número de gente del pinchazo letal, que extenderá las pandemias y alimentara el negocio de las codiciosas farmacéuticas in aeternum; hablar claro, con ocasión o sin ella; ampliar la base; para que cuando sobrevenga el desastre, que sobrevendrá, la gente sepa lo que ha sucedido y es cuál el enemigo real. Habrá que fortalecerse, secarse las lágrimas en le corazón, por las personas queridas, por los familiares, por los amigos, que han sido cogidos en esta red estúpida y criminal.

El sistema va a pretender timo vacunar a los niños, los adolescentes y los jóvenes que no son para nada grupo de riesgo, que pueden ser esterilizados y van a ver mermada su esperanza de vida. Hay que hablar con los padres, que no lo permitan, que no dejen cometer esa canallada en lo que más quieren. Dar esa batalla judicialmente, darla en todos los frentes.

Todo totalitarismo, y éste es el peor, es 1984, donde la verdad es ocultada por verificadores que la tildan de bulo, no reconoce errores y precisa encontrar un enemigo, los que no nos plegamos a sus dictados estúpidos y psicópatas. Van a plantear que los responsables somos los no vacunados, que la vacunación ha de ser universal y obligatoria, ya lo ha pretendido Alberto Núñez Feijoó con su ley Auschwitz, ya lo dicen, curándose en salud, los que ven que los vacunados no están inmunizados, no lo están por las variantes.

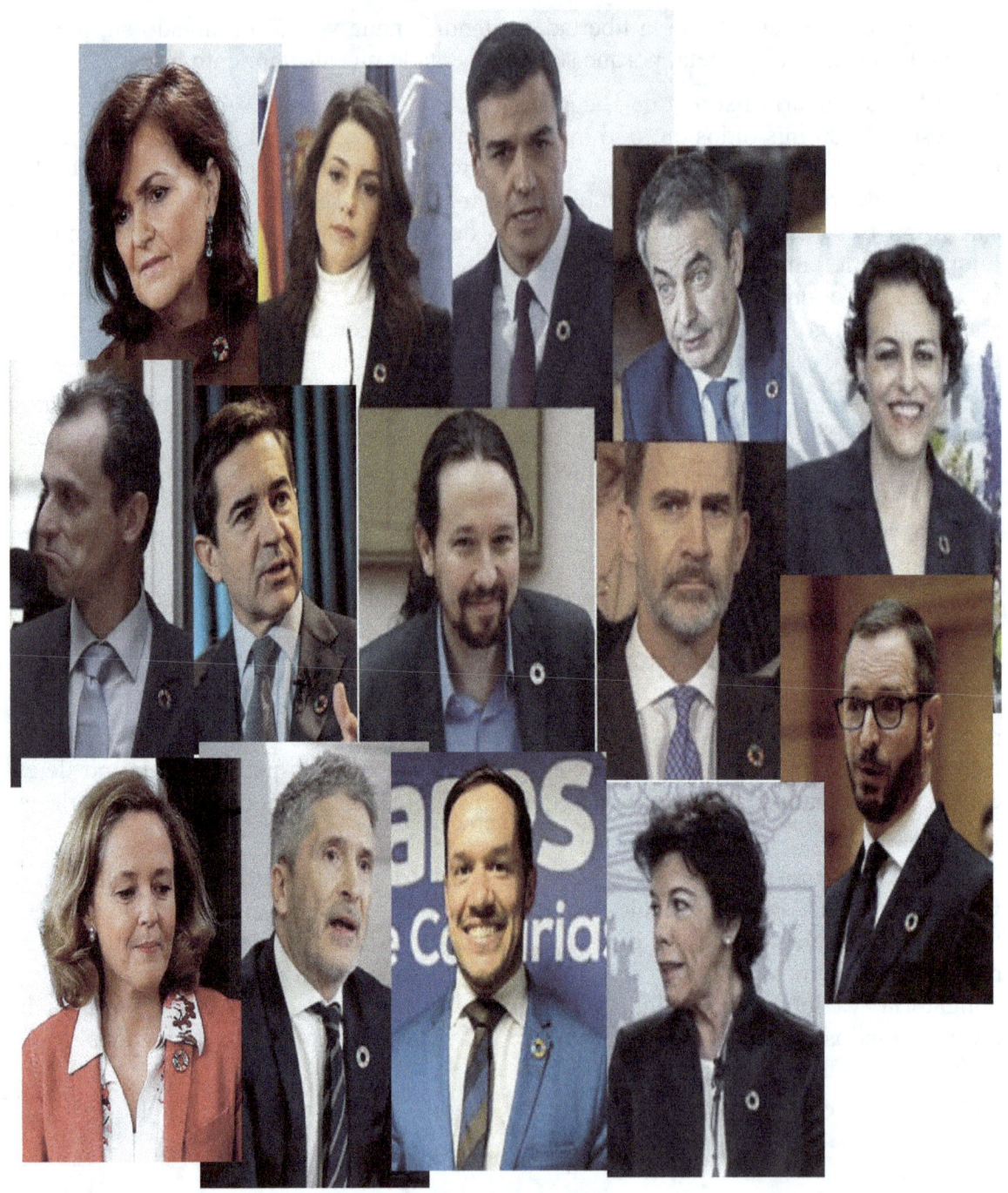

Nuestro enemigo es poderoso, tiene el poder económico y el político, es la ONU, la OMS, Bill Gates, George Soros, los Rockefeller, los Rotschild, el Foro de Davos, el Club de Bieldeberg, todos los que llevan el pin de la agenda 2030. todos los partidos políticos, el PSOE, el PP, Podemos, Más Madrid. Vox, que no ha roto el consenso suicida de las timo vacunas, todos los medios de comunicación, con honrosas y escasas excepciones, el monarca...Nosotros tenemos nuestra resolución y nuestra fortaleza, nuestras ganas infinitas de sobrevivir, pocos medios, somos perseguidos en las redes sociales, pero el hermano ayudado por el hermano es como una ciudad amurallada, y en este lucha entre el bien y el mal, sin ambages, estamos de la parte del bien, de Dios, Todopoderoso, y de su Santa Madre y de San Miguel, príncipe de la Milicia Celestial.

Bien mirado, sacando bien del mal, en esta hora tremenda hay una gran oportunidad si la sabemos aprovechar: toda la mentira acumulada del sistema puede ser arrastrada por la torrentera como la escoria que es, como la ponzoña. Todo, la voracidad fiscal expoliadora, los indultos destructivos de España, ha de ser utilizado a nuestro favor, porque éste es un sistema en quiebra, para cuando sobrevenga el desastre ellos sean el enemigo a batir y el pueblo despierte en su justa indignación y les pida cuenta por tanta mentira hasta haber jugado con su salud y su vida, de sus hijos y sus nietos y sus abuelos.

Al fin y al cabo, como decía Abraham Lincoln, "se puede engañar a todo el pueblo durante un cierto tiempo, y a parte del pueblo todo el tiempo, pero no se puede engañar a todo el pueblo todo el tiempo".

La marca de la bestia

Vivimos tiempos apocalípticos, quien no lo quiera ver está perdido y es incapaz de discernir los signos de los tiempos. La bestia ha desatado su instinto criminal. Está en riesgo la supervivencia de la especie. Por fin ha creado un problema global, planetario, el COVID 19, que ha sido descrito por el especialista en vacunas Geert Vanden Bossche como "un virus bastante inofensivo" pero que va ser convertido, a través de un experimentación genética, de una simulación de vacunación masiva, en la que trombos y mentira se retroalimentan, "en un monstruo incalculable".

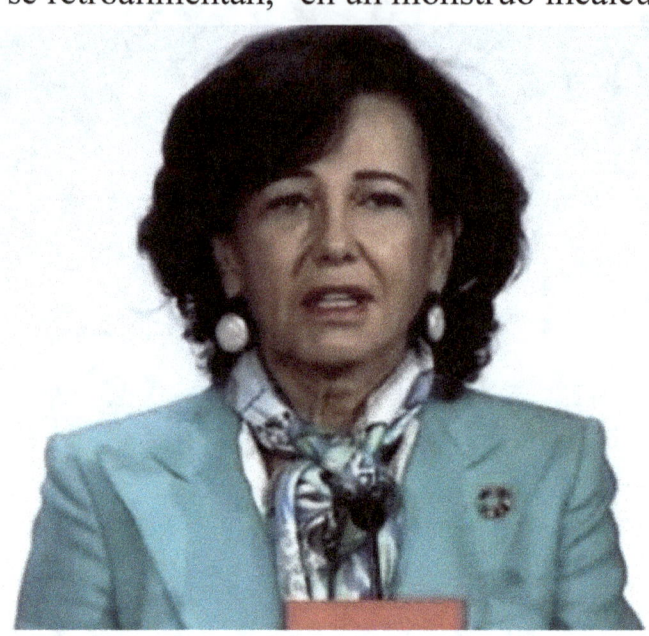

Ana Patricia Botín.

Una pandemia que fue profetizada por el mismo Bill Gates, el que sueña angustiado con disminuir la población mundial entre un 10 y un 15%; el bichito quimera, de laboratorio, se soltó en Wuhan, donde hay un Instituto Virológico, bien conocido y pastoreado por Bill Gates; la bestia ha desatado su instinto criminal, merced a la Organización Mundial de la Salud manipulando a los gobiernos y las poblaciones. El Foro de Davos se felicita para sus planes satánicos y cree que hay que acelerarlos pues las gentes han demostrado su aborregamiento y su docilidad al dictado coercitivo de sus gobiernos, con sus aparatos policiales a pleno funcionamiento. La ONU se relame. Por todas partes se ve el triunfo de la bestia.

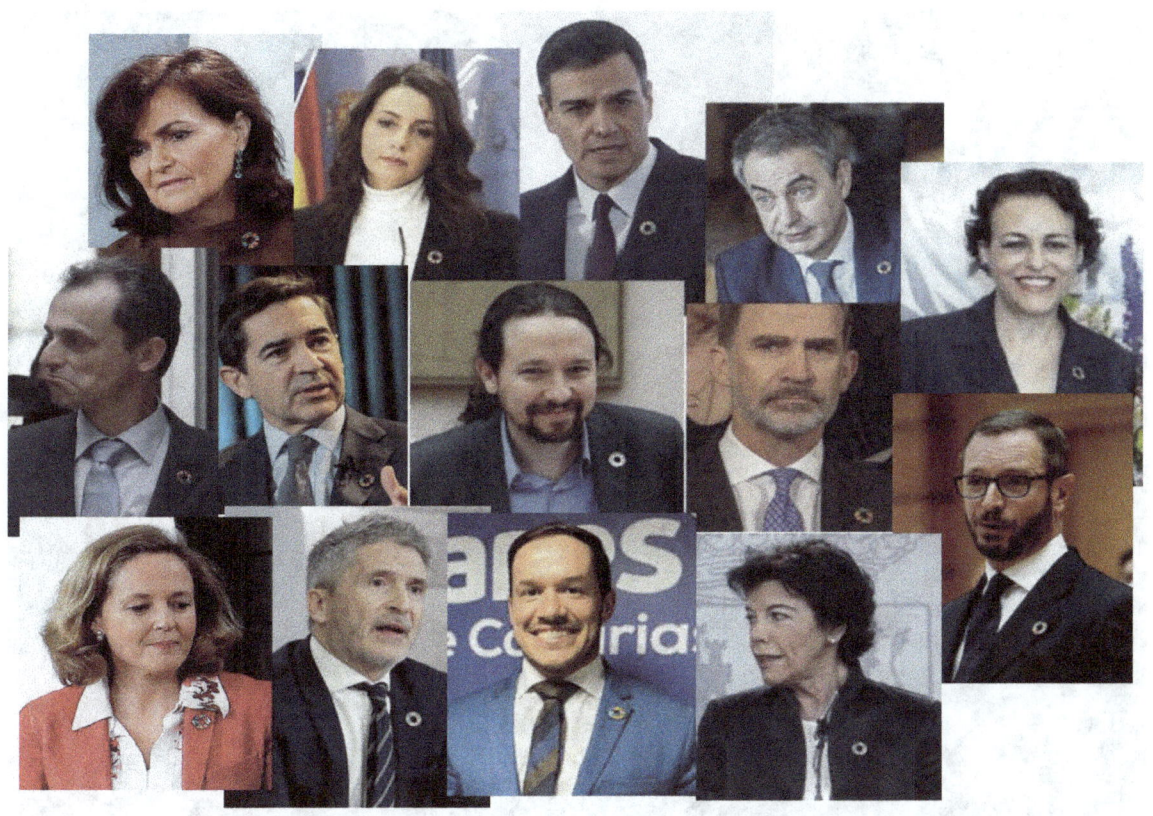

Las élites lucen su señal, el pin en la solapa de la agenda 2030, la marca de la bestia. Adoración satánica que es transversal: no se accede a los puestos más elevados sin rendir pleitesía a la bestia y su reinado. Desde Felipe de Borbón, víctima propiciatoria para ser devorado, a Pedro Sánchez, a Pablo Iglesias, ex vicepresidente de la agenda 2030, a Inés Arrimadas, a Javier Maroto, del PP, a Fernando Grande-Marlaska, a Magdalena Valerio, a Carmen Calvo, a Pedro Duque, al bobo solemne de José Luis Rodríguez Zapatero, a Nadia Calviño, a Isabel Celaá, a Ana Patricia Botín, del Banco Santander, siempre necesitada de matar al padre, a Carlos Navarro, recién nombrado presidente del Banco Bilbao Vizcaya...Se distinguen entre ellos por la señal de la bestia, a la que adora Bill Gates, sumo sacerdote de la perversión.

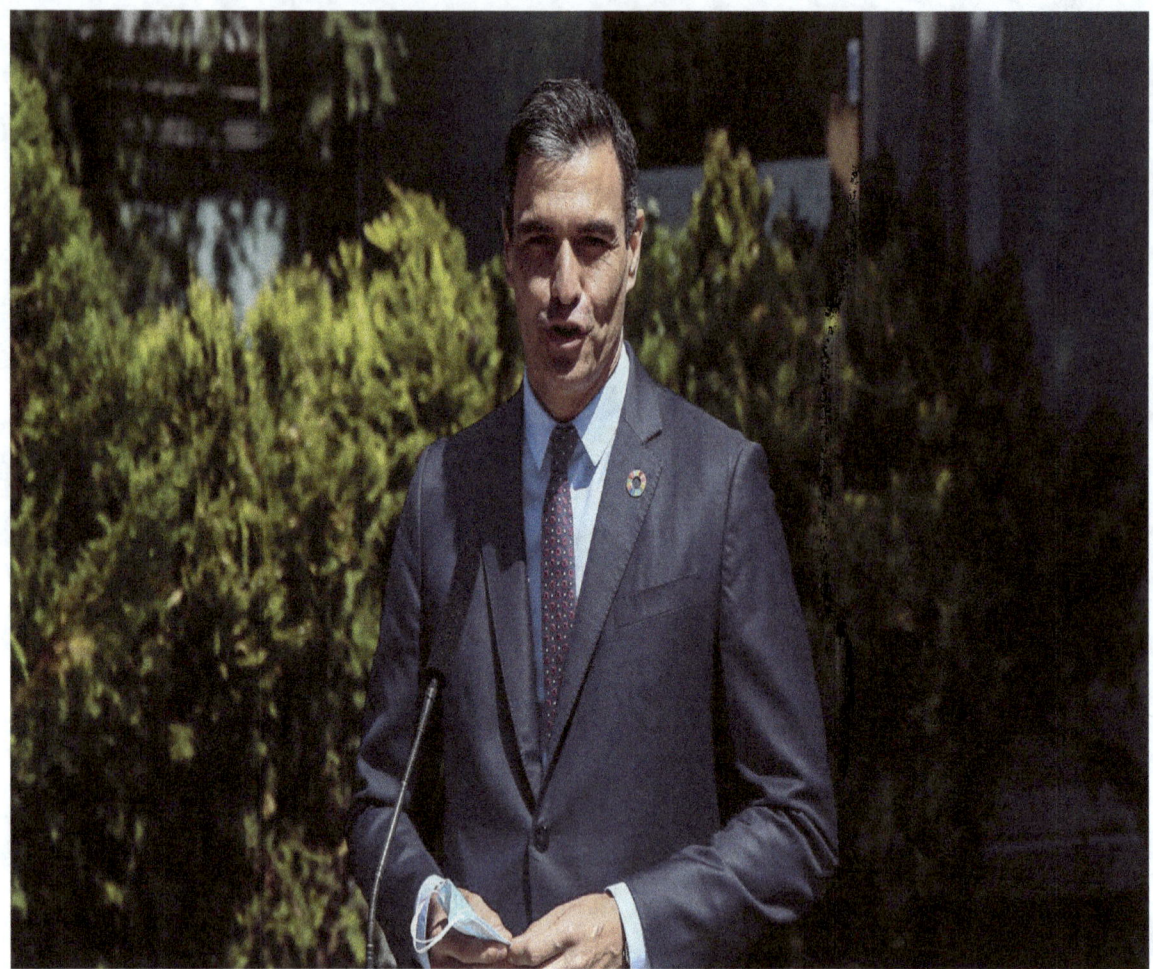

Pedro Sánchez, con la marca de la bestia.

Dice el libro del Apocalipsis: "Vi otra bestia que salía de la tierra; tenía dos cuernos de cordero, pero hablaba como un dragón y ejerce toda la autoridad de la primera bestia, en su presencia; y hace que la tierra y todos sus habitantes adoren a la primera bestia, cuya llaga mortal había sido curada. Y realiza grandes signos, incluso hacer bajar fuego del cielo a la tierra, en presencia de los hombres. Y engaña a los habitantes de la tierra mediante los signos que se le concedió realizar en presencia de la bestia, diciendo a los habitantes de la tierra que hiciesen una imagen de la bestia que tenía la herida de espada, pero que ha sobrevivido. Se le concedió infundir espíritu a la imagen de la bestia, de modo que la imagen de la bestia pudiera hablar e hiciera morir a cuantos no adorasen la imagen de la bestia. Y hace que a todos, pequeños y grandes, ricos y pobres, libres y esclavos, se les ponga una marca en la mano derecha o en la frente, de modo que nadie pueda comprar ni vender si no tiene la marca o el nombre de la bestia. Aquí se requiere sabiduría. El que tenga inteligencia, cuente la cifra de la bestia, pues es una cifra humana. Y su cifra es seiscientos sesenta y seis".

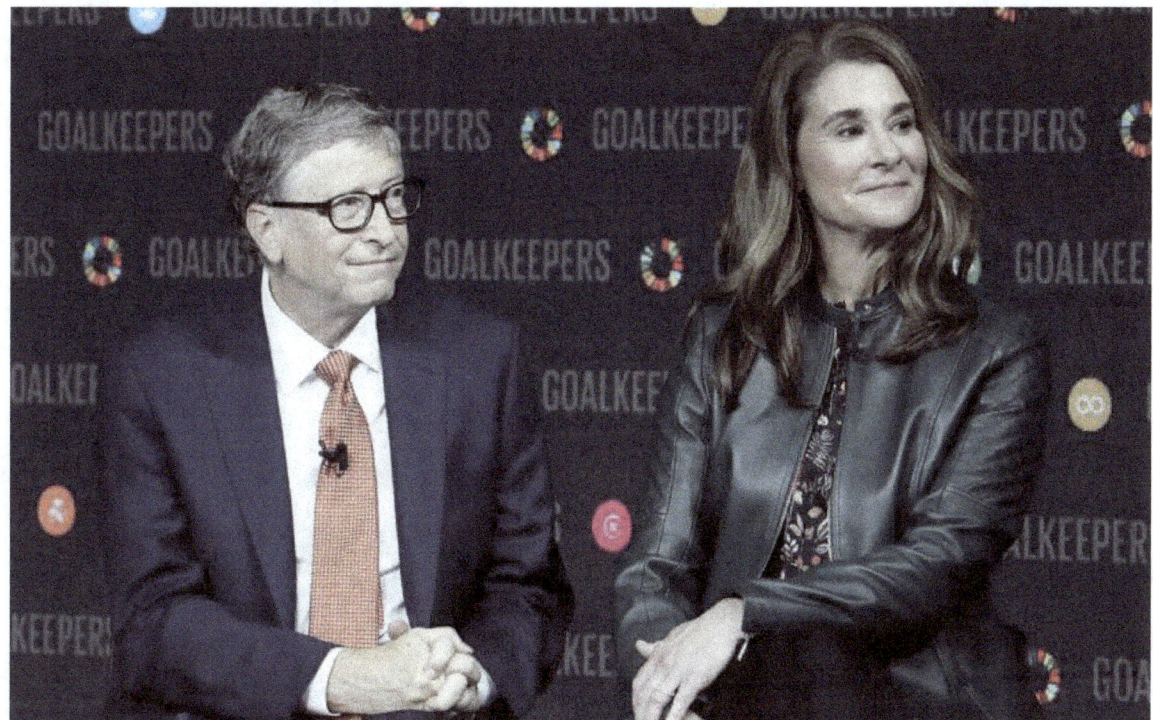

Bill Gates y Melinda, ahora divorciados, con el símbolo de la agenda 2030 detrás.

Se les pone a todos una vacuna, un pinchazo indeleble, sin el que nadie puede comprar ni vender, viajar, se puede perder el trabajo, o existen planes delirante para incorporar o poner un chip en la mano derecha para comprar. El reino de la bestia. La lucha descarnada, a brazo partido entre el bien y el mal. Como reza el Salmo II, "¿Por qué se han amotinado las naciones, y los pueblos meditaron cosas vanas? Se han levantado los reyes de la tierra, y se han reunido los príncipes contra el Señor y su Cristo. Rompamos, dijeron, sus ataduras y sacudamos lejos de nosotros su yugo. El que habita en los cielos se reirá de ellos, se burlará de ellos el Señor. Entonces, les hablará en su indignación y les llenará de terror con su ira. Mas yo constituí mi rey sobre Sión, mi monte santo. Predicaré su decreto. A mí me ha dicho el Señor: "Tú eres mi hijo; yo te he engendrado hoy. Pídeme, y te daré las naciones en herencia, y extenderé sus dominios hasta los confines de la tierra. Los regirás con vara de hierro, y como a vaso de alfarero los romperás".

Vivimos tiempos apocalípticos. Es una batalla moral y religiosa la que se libra. Y resuena el grito de San Miguel, príncipe de la milicia celestial: "¿Quién como Dios?".

www.ingramcontent.com/pod-product-compliance
Lightning Source LLC
Chambersburg PA
CBHW081051170526
45158CB00007B/1944